Bernd Hein

# PflegeWissen

# Formulierungs-hilfen



1. Auflage

ELSEVIER
URBAN & FISCHER

URBAN & FISCHER München

**Zuschriften an:**
Elsevier GmbH, Urban & Fischer Verlag, Hackerbrücke 6, 80335 München
E-Mail: pflege@elsevier.de

**Wichtiger Hinweis für den Benutzer**
Die Erkenntnisse in der Pflege und Medizin unterliegen laufendem Wandel durch Forschung und klinische Erfahrungen. Herausgeber und Autoren dieses Werkes haben große Sorgfalt darauf verwendet, dass die in diesem Werk gemachten therapeutischen Angaben (insbesondere hinsichtlich Indikation, Dosierung und unerwünschter Wirkungen) dem derzeitigen Wissensstand entsprechen. Das entbindet den Nutzer dieses Werkes aber nicht von der Verpflichtung, anhand weiterer schriftlicher Informationsquellen zu überprüfen, ob die dort gemachten Angaben von denen in diesem Werk abweichen, und seine Verordnung in eigener Verantwortung zu treffen.
**Für die Vollständigkeit und Auswahl der aufgeführten Medikamente übernimmt der Verlag keine Gewähr.**
Geschützte Warennamen (Warenzeichen) werden in der Regel besonders kenntlich gemacht (®). Aus dem Fehlen eines solchen Hinweises kann jedoch nicht automatisch geschlossen werden, dass es sich um einen freien Warennamen handelt.

**Bibliografische Information der Deutschen Nationalbibliothek**
Die Deutsche Nationalbibliothek verzeichnet diese Publikation in der Deutschen Nationalbibliografie; detaillierte bibliografische Daten sind im Internet über http://www.d-nb.de/ abrufbar.


1. Auflage 2014

Der Urban & Fischer Verlag ist ein Imprint der Elsevier GmbH.

24 25 26 27 6 5 4 3



Um den Textfluss nicht zu stören, wurde bei Patienten und Berufsbezeichnungen die grammatikalisch maskuline Form gewählt. Selbstverständlich sind in diesen Fällen immer Frauen und Männer gemeint.

Planung: Hilke Nüssler, München
Projektmanagement: Anke Drescher, München
Redaktion und Lektorat: Bernd Hein, München
Herstellung: Erika Baier, München; Renate Hausdorf, buchundmehr, München
Satz: abavo GmbH, Buchloe/Deutschland; TnQ, Chennai/Indien
Druck und Bindung: Rodona Industria Gráfica, S.L., Pamplona/Spanien
Umschlaggestaltung: SpieszDesign, Neu-Ulm
Titelfotografie: © anson tsui – Fotolia.com

ISBN Print 978-3-437-25141-2
ISBN e-Book 978-3-437-59231-7

Aktuelle Informationen finden Sie im Internet unter **www.elsevier.de** und **www.elsevier.com**

B. Hein

PFLEGEWISSEN

# Formulierungshilfen

# Vorwort

„Gewohnheiten bedrohen jede Empfindsamkeit."
Wolfgang Spieker (1931–2009)

Die Reihe **Pflegewissen** des *Elsevier Verlags* bringt pflegerisches Knowhow auf den Punkt – kompakt, übersichtlich und verständlich. Jeder Band konzentriert sich auf ein Thema und stellt es entsprechend dem Stand der Wissenschaft dar. Die Leser finden auf jeder Seite Fakten, die das Verständnis vertiefen und als Handlungsanleitung für die praktische Arbeit dienen. Das ist Wissen in handlichem Format.

**Pflegewissen** wendet sich an professionelle Pflegekräfte in Krankenhäusern, stationären Einrichtungen und in der häuslichen Pflege. Es ist aber auch für Pflegende ohne Ausbildung gedacht, die lediglich Informationen zu einer speziellen Frage benötigen.

Sie alle profitieren von der Struktur der Bücher, die es einfach macht, sich zu orientieren.

Verschiedene Teile des Textes sind durch Kästen herausgehoben, in denen wichtige Informationen zusammengefasst sind:

**Definition** erläutert komplexe Begriffe und Zusammenhänge.

**Merke** weist auf besonders wichtige Aspekte hin.

**Lese- und Surftipp** schlägt verlässliche, weiterführende Literatur vor.

In **Pflegewissen Formulierungshilfen** geht es um die pflegespezifische Verwendung der deutschen Sprache. Pflege ist ein kommunikationszentriertes Handlungsfeld. Bei jedem Kontakt von Pflegebedürftigen mit Pflegenden entsteht ein zwischenmenschlicher Austausch, der schnell über die Grenzen des allgemeinen gesellschaftlichen Verkehrs hinaus- und in die Intimsphäre des hilfebedürftigen Menschen hineingeht. Es ist für Pflegende deshalb unverzichtbar, zu verstehen, wie Kommunikation funktioniert und von welchen Tücken sie begleitet ist. Dieses Buch klärt, worauf es beim Miteinander-Reden ankommt und wie sich in emotional anspruchsvollen Situationen Missverständnisse vermeiden lassen.

Pflegende sind darüber hinaus genötigt, Schriftsprache zu verwenden, etwa wenn sie ihre Dokumentationen führen oder Pflegeberichte verfassen. In der Ausbildung hören sie meist nicht sehr viel zu diesem Thema. Schreiben in deutscher Sprache kann eine Kunst sein, es kann aber auch auf einem praxisorientierten Niveau stattfinden, wenn die Schreibenden vor allem den Transport von Fakten im Blick haben. Für diesen Zweck bietet **Pflegewissen Formulierungshilfen** zahlreiche Tipps. Sie verwandeln das unübersichtliche Feld der Schriftsprache in effiziente Handlungsanleitungen, mit deren Hilfe es leicht gelingt, sinnvolle Pflegetexte zu schreiben. Als besonders niedrigschwelliges Angebot dienen die zahlreichen Textbausteine in den Tabellen, die beispielhaft für alle Aspekte der Pflegeplanung stehen.

Außerdem streift dieses Buch das große Thema der Fachliteratur und stellt klar, dass Furcht vor dem gedruckten wissenschaftlichen Wort weder notwendig noch sinnvoll ist. Auch Experten haben nicht mehr als das allgemeine Alphabet zur Verfügung, um sich mitzuteilen. Wenn ihre Texte unverständlich sind, liegt der Fehler bei den Schreibenden und keinesfalls auf der Seite der Leser.

Ich wünsche allen Pflegenden viel Spaß beim selbstbewussten Umgang mit Wörtern!

München-Daglfing, Januar 2014
Bernd Hein

# Inhaltsverzeichnis

# 1 Schriftliche Kommunikation

Der Austausch von Informationen über Schriftzeichen ist nicht in allen Sprachen üblich. Obwohl für das Verständnis willkürlich gewählter Zeichen eine hohe Abstraktionsfähigkeit erforderlich ist, sagt die Installation einer Schrift nichts über die Komplexität der Sprache aus, in der dies geschieht. Zu den ursprünglich schriftlosen Sprachen gehören u. a. das sehr komplexe *Māori* der Ureinwohner Neuseelands, das *Sherpa* verschiedener Volksgruppen in der Himalaya-Region oder das *Baskische,* die einzige isolierte (mit keiner anderen Sprache verwandten) Sprache in Europa.

Wie in allen anderen Bereichen des Lebens entscheiden auch hier Sachzwänge (meist ökonomischer Natur) über den Aufwand, den die Nutzer dafür betreiben, wichtige Nachrichten zu übermitteln.

Schriftlich fixierte Fakten liefern den Vorteil, für längere Zeit haltbar zu bleiben, weil sie grundsätzlich ein Medium erfordern, das die Schriftsymbole trägt. Damit löst die Kommunikation sich von dem Augenblick, in dem sie sich vollzieht. In Bibliotheken und Museen liegen Schriftstücke, die vor Tausenden Jahren verfasst worden sind. Viele von ihnen sind nicht zu entziffern, weil den Wissenschaftlern die Kenntnis über den sachlichen Inhalt und das verwendete System der Symbole fehlt.

Es erfordert erheblichen Aufwand, eine Übereinkunft über die festgelegte und von allen Nutzern akzeptierte Bedeutung von Schriftzeichen herzustellen. Er ist so groß, dass sich weltweit betrachtet überwiegend mehrere Sprachen dieselben oder zumindest sehr ähnliche Symbole teilen.

Die Anstrengung der Entwicklung einer Schriftsprache leisten Menschen nur, weil sie sich Vorteile davon erwarten.

Die Vorteile bestehen unter anderem darin, dass sich die niedergeschriebenen Informationen nicht mehr aus der Welt schaffen lassen, mithin zu überprüfbaren Angaben werden, sobald der Schreibende sie aus der Hand gegeben hat.

## 1.1 Grundlagen der Kommunikation

**Definition**

**Kommunikation** (lat. *communicare: sich vereinigen, gemeinsam machen, mitteilen*): Vorgang der Informationsvermittlung zwischen mindestens zwei Subjekten, die nicht zwingend beide Menschen sein müssen.

**Wahrnehmung:** Aufnahme von Signalen über die Sinnesorgane, kann auch absichtslos erfolgen.

**Beobachtung:** Zielgerichtete Wahrnehmung, mit deren Hilfe der Beobachter einen Erkenntnisgewinn beabsichtigt.

**Kommunikation** ist ein sehr breit angelegtes Phänomen, das sich zwischen Subjekten der belebten und unbelebten Welt vollzieht. Ganz grundsätzlich betrachtet ist für das Senden von Informationen nicht zwingend eine Absicht oder ein zielgerichteter Wille notwendig.

So können etwa bestimmte Wetterbedingungen als Signale verstanden werden. Wenn sich Wolken am Himmel zusammenballen und ein heftiger Wind einsetzt, wird ein aufmerksamer Betrachter diese Zeichen als Ankündigung eines Gewitters werten und darauf mit einem Rückzug in einen geschützten Raum oder dem Anlegen entsprechender Kleidung reagieren.

In diesem Fall gehen die Signale von unbelebten Subjekten aus, nämlich den Wolken, der Luft sowie ggf. der Umgebungstemperatur.

Auch das Empfangen von Informationen setzt nicht unbedingt Intelligenz nach menschlichem Maßstab voraus. Wenn man auf einen Klingelknopf drückt, beginnt die daran angeschlossene Glocke zu klingen. In diesem Fall fungiert der elektrische Strom als Information, der eine Reaktion an der empfangenden Vorrichtung auslöst.

Dieser kleine Umweg über die entlegenen Dimensionen der Kommunikation dient dazu, ihr Funktionsprinzip zu klären. Sie ist nicht ausschließlich bezogen auf willensabhängige Äußerungen von Menschen zu verstehen. Pflegende erleben dies in ihrer täglichen Arbeit, wenn sie Krankheitszeichen ihrer Patienten registrieren, die ohne gesteuerte Absicht auftreten, etwa Hautrötung, beschleunigte Puls- und Atemfrequenz bei fieberhaften Erkrankungen.

Auch die jeweiligen Lebensumstände eines Menschen, die Pflegekräfte z. B. in der ambulanten Versorgung zwangsläufig bemerken, transportieren Informationen, die eine professionelle Einschätzung komplettieren.

In allen diesen Fällen handelt es sich um die Übertragung belegbarer Fakten. Das heißt, die kommunizierten Inhalte stehen zunächst außer Frage, weil sie überprüfbar und damit einer klaren Bedeutung zuzuordnen sind. Lediglich bei der Bewertung (*Rezeption*) kann es zu Unschärfen kommen, weil etwa der Empfänger der Signale aus kognitiven Gründen nicht in der Lage ist, die Zeichen nach ihrem objektiven Wert zu beurteilen.

Kommunikation zwischen Menschen ist jedoch viel komplexer angelegt. Bei ihren Kontakten spielen Einflüsse eine Rolle, unter denen die ausgetauschten Informationen mehrdeutig werden. So entsteht Raum für Interpretationen. Er kann so bedeutend werden, dass der Empfänger einer Nachricht nicht bestimmen kann, ob die erlangten Informationen dem entsprechen, was er wissen wollte oder ob sie überhaupt eine Anbindung an die Realität haben.

Das liegt an zahlreichen psychologischen Faktoren, die in allen Phasen zwischenmenschlichen Austauschs zum Tragen kommen. Manchmal beeinträchtigt schlichtes Unvermögen den Informationsfluss, etwa wenn einer der Kommunikationspartner nicht weiß, was genau er mitteilen möchte oder wie er es zu tun hat, damit die Information eindeutig ankommt. Manchmal liegt der Störfaktor auf der Seite des Informations-

empfängers, der möglicherweise nicht in der Lage ist, die Signale korrekt einzuschätzen.
In der Pflege sind solche Konstellationen vor allem im Umgang mit demenzkranken Menschen häufig anzutreffen. Eine demenzkranke Frau sagt: „Ich muss unbedingt schnell nach Hause gehen, weil meine Mama mit dem Mittagessen auf mich wartet. Die Schule ist doch schon vorbei!" Da die Frau 87 Jahre alt und ihre Mutter seit vielen Jahrzehnten verstorben ist, liegt diesem Wunsch kein realistisches Geschehen zugrunde. Um zu verstehen, was die Nachricht der Erkrankten bedeuten kann und wie sie sich sinnvoll in pflegerische Handlungen einbinden lässt, berücksichtigen Pflegende die übergeordnete Bedeutung der Nachricht (Metaebene). Das Konzept der Validation® (siehe Lese- und Surftipp) vermittelt das nötige Verständnis für die Zusammenhänge. Aus dem Blickwinkel validierend arbeitender Pflegekräfte drückt das Verlangen nach der Mutter vor allem die Sehnsucht nach Schutz aus, die von Demenz betroffene Menschen in ihren aktuellen Lebensumständen nicht befriedigen können. Deshalb ist es nicht sinnvoll, die Pflegebedürftige mit der Realität der verstorbenen Mutter und ihrem Aufenthalt in einer Pflegeeinrichtung zu konfrontieren. Vielmehr sollten Pflegende auf den viel wichtigeren Aspekt der emotionalen Verlorenheit abheben und der Betroffenen signalisieren, dass sie die Gefühle verstehen und nachvollziehen können.

## LESE- UND SURFTIPP

Feil, Naomi; de Klerk-Rubin, Vicki: Validation – Ein Weg zum Verständnis verwirrter alter Menschen. Ernst Reinhardt Verlag, München, 2010.
Europäische Validations-Vereinigung (European Validation Association) mit Informationen zum Konzept sowie Fort- und Weiterbildungsmöglichkeiten: www.validation-eva.com
Informationen zur Anwendung von Validation auf der Internetpräsenz der Berliner Alzheimer Angehörigen-Initiative e. V.: www.alzheimerforum.de/3/1/6/2/3162inh.html
Informationen zum Konzept sowie Fort- und Weiterbildungen der Integrativen Validation nach Richard®: www.integrative-validation.de

Menschen sind nicht in der Lage, ihre Umgebung vollständig objektiv zu betrachten. Stets beeinflussen Erfahrungen, Wertvorstellungen und Meinungen den Blick des Einzelnen auf das, was um ihn herum vor sich geht. Ein Beispiel kann verdeutlichen, was damit gemeint ist. An einer Kreuzung ereignet sich ein Zusammenstoß zwischen zwei Pkw, weil einer der Fahrer das Rotlicht der Ampel missachtet hat und zur Unzeit links abgebogen ist. Die anschließend herbeigerufenen Polizeibeamten befragen die Fahrer und außerdem zwei Passanten zu dem Vorfall. Sie alle haben das Ereignis beobachtet. Der Fahrer, der sein Fahrzeug geradeaus hatte steuern wollen, sagt, er sei regelkonform gefahren, weil die Ampel grün gezeigt habe. Der abbiegende Fahrer erklärt vehement, auch für ihn habe in diesem Moment grünes Licht geleuchtet. Der eine Passant erklärt, das geradeaus fahrende Auto habe einen unerklärlichen Schlenker nach links gemacht, und der zweite Fußgänger sagt, ihm sei die Ampel an dieser Kreuzung erst aufgefallen, nachdem er das Krachen gehört habe. Er könne deshalb nicht sagen, wer im Recht sei.

Es ist klar, dass sich die Situation nur auf eine Weise zugetragen haben kann. Wenn man davon absieht, dass Menschen manchmal vorsätzlich die Unwahrheit sagen, ist hier ein typischer Fall unterschiedlicher Blickwinkel dargestellt. Da jeder Beobachter seine subjektiv empfundene Wahrheit berichtet, lassen sich die Tatsachen nicht ausschließlich durch die Befragung der Zeugen ermitteln.

Die Kommunikation ist beständig von solchen oder ähnlichen Schwierigkeiten begleitet. Damit sie überhaupt gelingen kann, müssen die Beteiligten über die Fähigkeit verfügen, Störfaktoren zu identifizieren und in ihr Urteil einzubeziehen.

Persönliche Eigenschaften der Kommunikationspartner färben nicht nur das gesprochene Wort einseitig, sondern beeinflussen auch die schriftlich niedergelegten Informationen.

Schriftsprache verlangt mehrere Abstraktionsschritte. Der Schreibende muss zunächst aus der Fülle von Informationen, die ihm über einen Sachverhalt zur Kenntnis gelangt sind, jene auswählen, denen er die größte Bedeutung zumisst. Es ist nämlich nahezu unmöglich, alle Aspekte der erlebten Realität gleichberechtigt in einem Text unterzubringen. Daraus ergibt sich naturgemäß eine Wertung, die nicht zwangsläufig einer mehrheitlichen Auffassung entspricht. Skizzieren verschiedene Menschen denselben Sachverhalt schriftlich, kommen dabei (wie in dem Beispiel der Unfallbeobachter) ganz unterschiedliche Schilderungen zustande. Die Leistung besteht darin, Emotionen, Beobachtungen und unbeeinflussbare Tatsachen so miteinander zu verknüpfen, dass daraus ein verständlicher Text entsteht.

Der Lesende hat zunächst keinen Zugang zu der geschilderten Realität und muss versuchen, aus den Informationen, die er durch die niedergeschriebenen Sätze erhält, Rückschlüsse auf die zugrunde liegende Wirklichkeit zu ziehen.

Dieser Prozess ist besonders schwierig, weil dem Leser lediglich die geschriebenen Informationen zur Verfügung stehen und alle anderen Aspekte zwischenmenschlichen Austauschs verschlossen bleiben. Es besteht also bei der Lektüre schriftlich niedergelegter Informationen keine Möglichkeit, zusätzliche Kommunikationskanäle oder verschiedene Sinne zu benutzen, um die Darstellung mit der Realität abzugleichen. Allenfalls die Erfahrungen als Leser können ihm bis zu einem gewissen Grad dabei helfen, den Sinn bzw. Wahrheitsgehalt eines Textes zu überprüfen. Dies geschieht im Sinne einer Plausibilitätskontrolle. Das heißt, ein Leser vergleicht die Informationen in einem Text mit seinen bereits vorhandenen Kenntnissen über den dargestellten Sachverhalt. Wenn dabei Widersprüche auftreten, wird der Leser sich möglicherweise von dem Text distanzieren. Dieser Prozess vollzieht sich vor allem bei der Lektüre nonfiktionaler

Texte, etwa Fachliteratur oder Faktendarstellungen, wie sie z. B. für Pflegedokumentationen typisch sind.

Wenn in einem Pflegebericht beschrieben ist, dass ein pflegebedürftiger Mensch angemessen auf Ansprache reagiert habe, obwohl aus den anderen Teilen der Dokumentation hervorgeht, dass er krankheitsbedingt unter einem vollständigen Verlust des Bewusstseins leidet, wird diese Eintragung Unglauben hervorrufen – es sei denn, sie stellt nachvollziehbar dar, aufgrund welcher Faktoren sich der Zustand so gravierend verändert hat. Solche Entwicklungen sind in Krankheitsverläufen durchaus möglich. Allerdings gehört es zu den Pflichten der Dokumentierenden, die jeweiligen Schritte bzw. die dabei gemachten Beobachtungen nachvollziehbar zu beschreiben.

In fiktionalen Texten kann gerade der Widerspruch zur Realität einen großen Teil der Attraktivität ausmachen. Das Motiv der Leser zur Beschäftigung mit dem Geschriebenen ist in diesem Fall oft ganz anders gelagert und entspringt z. B. einem ästhetischen Bedürfnis bzw. dem Wunsch, Spannung zu erleben und sie auf kunstvolle Weise aufgelöst zu sehen.

## Psychologische Aspekte der Kommunikation

Wie bereits dargestellt, kann Kommunikation über verschiedene Medien erfolgen. Der Mensch ist ein sehr differenziertes Wesen und hat entsprechend komplizierte Kommunikationsstrategien entwickelt, mit denen er einerseits komplexe Informationen übermitteln bzw. aufnehmen kann, die andererseits aber vom Risiko der Mehrdeutigkeit belastet sind. Menschen können sich in der Unübersichtlichkeit der jeweils gleichzeitig vermittelten Signale leicht verirren.

Die menschliche Kommunikation lässt sich grundsätzlich einteilen in:

- **nonverbale** Anteile, die sich z. B. über Gestik, Mimik oder andere körperliche Signale vermitteln und nicht zwingend geistige Leistungen erfordern,
- **verbale** Anteile, die sich über das gesprochene oder geschriebene Wort vermitteln und die Fähigkeit voraussetzen, reale Bedingungen in ein System abstrakter Zeichen zu übersetzen sowie sie daraus in sinnlich fassbare Informationen zurückzuführen.

Die angeborene Kompetenz des Menschen, sich durch Worte mitzuteilen und das Verhalten seiner Mitmenschen damit zu verändern, eröffnet ein Spektrum mittelbarer Einflussmöglichkeiten auf aktuelle und künftige Lebensumstände. Der kommunizierende Mensch erlebt sich auf diese Weise als handlungsmächtig und als Gestalter seiner Umwelt. Dieser Eindruck entsteht nicht durch die Tatsache der Kommunikation allein, sondern durch die Erfahrung, dass Signalübermittlung Wirkungen zeitigt. So ist etwa ein pflegerisches Beratungsgespräch nicht allein auf die unmittelbare Situation und damit die Erfahrung des Austauschs gerichtet, sondern es zielt auf die Zukunft, indem Pflegekräfte darin den Betroffenen etwa über

Zusammenhänge seiner Erkrankung oder über geeignete Strategien zum Umgang mit Defiziten oder Beeinträchtigungen aufklären.
Einerseits schafft es Befriedigung, wenn ein Mensch in der Lage ist, sein Befinden anderen zur Kenntnis zu bringen. Viel intensiver ist jedoch das Erlebnis, durch Mitteilungen das Verhalten anderer Menschen mitbestimmen zu können. Diesen Aspekt der Kommunikation nennt man **Interaktion.** Sie findet nicht zwangsläufig zwischen gleichberechtigten Subjekten statt, sondern charakterisiert auch Hierarchien, etwa wenn eine Pflegedienstleitung sich in Form einer Dienstanweisung äußert und damit festlegt, wie ihre Mitarbeiter künftig in definierten Situationen handeln sollen. [1]

## Kommunikationstheorie nach Watzlawick

Der österreichisch-amerikanische Philosoph Paul Watzlawick erarbeitete zusammen mit mehreren Kollegen eine Kommunikationstheorie, die im Wesentlichen auf fünf grundlegenden Aussagen basiert. Diese theoretischen Annahmen bezeichnet man als Axiome. Sie heißen:

- **Man kann nicht nicht kommunizieren.** Alle Formen des menschlichen Verhaltens vermitteln sich dem Gegenüber als Kommunikation. Jede Reaktion trägt Informationen in sich und ist als Aktion zu verstehen, die eine Reaktion des Gegenübers zur Folge haben kann. In diesem Sinne sind auch Schweigen und die Verweigerung von Gesten als Signale zu verstehen. Hinter diesem Verhalten kann sich Ablehnung oder Zustimmung gleichermaßen verbergen. Jemand, der auf eine solche betonte Form der Kommunikationsreduktion setzt, vergibt allerdings die Chance, seine Anliegen differenziert zu vermitteln. Ein Pflegebedürftiger, der sich nach einer Ansprache durch eine Pflegekraft wortlos abwendet, schweigt nicht, sondern vermittelt mit dieser Reaktion eine Nachricht. Zu klären ist in diesem Fall allerdings, welche Bedeutung die Körpersprache hat. Sie könnte etwas über ein gestörtes Verhältnis zwischen den Kommunikationspartnern aussagen oder auf ein intrapersonelles Problem des Pflegebedürftigen hinweisen, also darauf, dass er unabhängig von der anderen Person eine aussagekräftigere Kommunikation mit seiner Umwelt ablehnt bzw. nicht leisten kann.
- **Jede Kommunikation besteht aus einem Inhalts- und einem Beziehungsaspekt, wobei Letzterer den Ersteren bestimmt.** Der Inhaltsaspekt umfasst den Informationsgehalt einer Nachricht, also die reinen Fakten. Sie bestehen unabhängig von dem Verhältnis, das die Kommunikationspartner zueinander haben. Es handelt sich lediglich um die logisch zugänglichen Informationsteile, die man etwa mit dieser Frage ermitteln kann: Was teilt der Sender mit? Da Menschen jedoch vielschichtige Wesen sind, die ihre Umwelt nicht nur rational wahrnehmen, sondern auch auf verschiedenen Gefühlsebenen reagieren, nehmen sie im Zuge eines Kommunikationsprozesses innerhalb von wenigen Augenblicken eine emotionale Bewertung der Situation

vor. In deren Entstehung können viele Faktoren eine Rolle spielen, die mit dem fassbaren Inhalt der übermittelten Nachricht nichts zu tun haben. Diese Emotionen bestimmen die Beziehung der Menschen. Sie können so stark sein, dass die Art, wie eine Information vermittelt wird, deren Inhalt überdeckt. Wenn ein pflegebedürftiger Mensch häufig die Erfahrung gemacht hat, für sein Verhalten von einer Pflegekraft kritisiert worden zu sein, kann er die Frage „Haben Sie Ihre Tabletten schon eingenommen?" als Angriff werten und antworten: „Das geht Sie überhaupt nichts an, ich bestimme ganz allein, was ich tue."

- **Kommunikationspartner gliedern (interpunktieren) den Ablauf der Kommunikation.** Die Kommunikation verläuft nicht im Sinne von Einbahnstraßen, also mit klarem Anfang und eindeutigem Ende, sondern als Kreislauf. Zusätzlich mischen sich bei einem zwischenmenschlichen Kontakt bewusste und unbewusste Signale. Daraus können insbesondere bei Konflikten erhebliche Probleme entstehen. Bereits beim Betreten eines Zimmers sendet etwa die Pflegekraft Signale durch ihre Körperhaltung und ihre Mimik oder die Geschwindigkeit ihrer Bewegungen. Der pflegebedürftige Mensch in dem Zimmer sendet seinerseits ebenfalls nonverbale Signale. Beide Anwesenden nehmen sich wahr, bevor sie das erste Wort wechseln. Diese Wahrnehmungen bestimmen wesentlich den Verlauf des folgenden Kontakts. Wenn in seinem Verlauf Unstimmigkeiten auftreten, fließen neben den ausgetauschten Sachinformationen auch diese (z. T. unbewussten) Eindrücke in die jeweiligen Haltungen der Kommunikationspartner ein und können zu kognitiv nicht fassbaren Störungen des Einvernehmens führen. Jeder von beiden reagiert auf Signale des anderen. Beide verstärken somit ihre Haltung zueinander wechselseitig (*Feedback*). Sie gewichten außerdem ihre Kommunikationsteile nach eigenem Ermessen. Wenn diese Gewichtung nach unterschiedlichen Kriterien erfolgt, ist ein gegenseitiges Verständnis erschwert. Eine Pflegekraft hält z. B. ein tägliches Duschbad für absolut wichtig. Der Pflegebedürftige findet, es genüge vollständig, einmal in der Woche zu duschen. Eine Einigung über diese Frage ist vermutlich nicht herzustellen. Deshalb gibt es zwei Möglichkeiten: Die Pflegekraft schließt sich der Auffassung des Pflegebedürftigen an und verzichtet auf ihren Standard der Körperhygiene oder sie besteht auf ihrer Haltung und greift damit in das Selbstbestimmungsrecht des Betroffenen ein.
- **Menschen kommunizieren auf digitalen und analogen Wegen.** Verbale Kommunikation bezeichnet Watzlawick als *digital.* Mit Worten lassen sich besonders gut Inhalte vermitteln, also sachliche Informationen. Für den Transport von Gefühlen sind sie weniger gut geeignet. Die Emotionen vermitteln sich über nonverbale Strategien (z. B. Mimik, Gestik). Diese Signale nennt Watzlawick *analog.* Da die beiden Kanäle also ganz unterschiedliche Ebenen der Kommunikation betreffen, sind menschliche Kontakte sehr störanfällig. Ein befriedigender Austausch entsteht nur, wenn sowohl die verbalen wie auch non-

1

verbalen Signale eine übereinstimmende Bedeutung haben, also **kongruent** sind. Eine Pflegekraft, die sich nach dem Befinden eines Pflegebedürftigen erkundigt und bereits vor seiner Antwort mit einer anderen Tätigkeit beginnt und sich zu diesem Zweck von dem Gesprächspartner abwendet, vermittelt eine inkongruente Nachricht. Sie kommt den in Pflegebeziehungen üblichen Konventionen nach, indem sie verbal eine Auskunft begehrt. Gleichzeitig übermittelt sie Desinteresse, weil sie sich dem Befragten nicht zuwendet. In diesem Moment besteht ein hohes Risiko, dass sich der Angesprochene nicht ernst genommen fühlt.
- **Zwischenmenschliche Kommunikationsabläufe sind entweder symmetrisch oder komplementär.** Dieses Axiom beschreibt die Stellung der Kommunikationspartner zueinander. Sie befinden sich entweder auf Augenhöhe, sind gleichwertig, oder einer von beiden hat die Oberhand. Zwischen gleichwertigen Partnern kann eine symmetrische Kommunikation entstehen. Bei Kontakten zwischen ungleichen Partnern (z.B. Vorgesetzter und Untergebener) kommt es häufig zu einer komplementären (*asymmetrischen*) Kommunikation. Dies lässt sich manchmal nicht vermeiden, etwa wenn eine Pflegedienstleiterin eine Pflegekraft wegen eines Fehlers zur Rede stellen muss. Für gelingende Kontakte aber ist es wesentlich, dass die Gesprächspartner versuchen, sich einander anzugleichen.

**LESE- UND SURFTIPP**

Watzlawick, Paul; Beavin, Janet H.; Jackson, Don D.: Menschliche Kommunikation: Formen, Störungen, Paradoxien. Hans-Huber-Verlag, Bern, 2011.

## Kommunikationsmodell nach Schulz von Thun

Der deutsche Psychologe Friedemann Schulz von Thun hat die oben beschriebene Theorie von Watzlawick präzisiert und insbesondere in Bezug auf die Kommunikationsteilnehmer weiterentwickelt.

Er beschäftigte sich vor allem mit den Ursachen für Kommunikationsstörungen, die nach seiner Ansicht in der Vielschichtigkeit von Nachrichten liegt, die Menschen einander übermitteln. Nach Schulz von Thun haben sie jeweils vier Aspekte, die sich nicht selten widersprechen bzw. in Konkurrenz zueinander stehen:

- **Sachaspekt.** Dieser Teil der Nachricht umfasst die bloße Sachinformation. Ein pflegebedürftiger Mensch sagt zu der Pflegekraft: „Das Waschwasser ist zu kalt." Rein sachlich betrachtet teilt er mit dieser Bemerkung mit, dass die Temperatur des Wassers zu niedrig ist.
- **Appellaspekt.** Dieser Teil der Nachricht entspricht einer Aufforderung an den Empfänger. In dem oben gewählten Beispiel soll die Pflegekraft mehr warmes Wasser in die Schüssel geben.
- **Beziehungsaspekt.** Nachrichten, die Menschen einander übermitteln, sagen auch etwas über das Verhältnis aus, in dem die Beteiligten zuei-

nander stehen. In der Situation mit dem Waschwasser zeigt die Bemerkung des pflegebedürftigen Menschen, dass er auf Hilfe angewiesen ist und der Pflegekraft eine Assistenz-Funktion zukommt.

- **Selbstoffenbarungsaspekt.** Jede Nachricht übermittelt auch Informationen über die Persönlichkeit und Bedürfnisse des Senders. Der Umfang dieses Aspekts kann in Abhängigkeit von der Art der Nachricht variieren, ganz vermeiden lässt er sich nicht. In dem geschilderten Beispiel teilt der Pflegebedürftige mit, dass er Wärme als angenehm empfindet.

Schulz von Thun beschreibt auch, dass die vier verschiedenen Aspekte einer Nachricht beim Empfänger auf ebenso viele Empfangsebenen treffen. Deshalb nennt man das von ihm entwickelte System auch **Vier-Ohren-Modell.** Diese Tatsache verkompliziert Kommunikation zusätzlich. Selbst wenn der Pflegebedürftige lediglich im Sinn hatte, die Tatsache zu äußern, dass das Waschwasser nach seinem Empfinden zu kalt sei und es erwärmt werden müsse, kann der Satz bei der Pflegekraft mit einer ganz anderen Bedeutung ankommen.

Ist das Verhältnis zwischen den Gesprächspartnern gestört, versteht die Pflegekraft die Bemerkung möglicherweise als Kritik an ihrer Art, das Wasser vorzubereiten, bzw. an ihrer allgemeinen Sorgfalt bei der Erledigung beruflicher Aufgaben. In diesem Fall würde sie die Nachricht hauptsächlich mit dem „Beziehungs-Ohr“ wahrnehmen.

Die übermäßige Betonung eines Empfangskanals birgt das Risiko von Missverständnissen und kann den Verlauf eines Kontakts oder im Extremfall auch das künftige Verhältnis der Gesprächspartner ungünstig beeinflussen.

### LESE- UND SURFTIPP

Schulz von Thun, Friedemann: Miteinander reden. (1 Störungen und Klärungen; 2 Stile, Werte und Persönlichkeitsentwicklung; 3 Das innere Team und situationsgerechte Kommunikation). Rowohlt Taschenbuchverlag, Reinbek b. Hamburg, 2008.

Schulz von Thun, Friedemann; Ruppel, Johannes; Stratmann, Roswitha: Miteinander reden – Kommunikationspsychologie für Führungskräfte. Rowohlt Taschenbuchverlag, Reinbek b. Hamburg, 2003.

Webpräsenz Schulz von Thun Institut für Kommunikation mit zahlreichen Informationen zu Theorien und Modellen: www.schulz-von-thun.de

Umfangreiche Informationen zu Kommunikationstheorien und -modellen sowie praktische Tipps für Kommunikationstechniken: http://arbeitsblaetter.stangl-taller.at/KOMMUNIKATION/

## 1.2 Schriftsprache

Dieses Buch kann kein Lehrwerk für Grammatik sein. Trotzdem ist es notwendig, ein paar grundsätzliche Überlegungen zu ausgewählten grammatischen Themen anzustellen. **Schriftsprache** kann ihren Sinn, nämlich die Vermittlung von Information, nur erfüllen, wenn der Schreibende mithilfe von Wörtern mitteilt, was er ausdrücken möchte.

Diese selbstverständlich klingende Tatsache ist weit davon entfernt, zum Wissensschatz schreibender Menschen zu gehören. Die Schreibenden verteidigen ihre misslungenen Sätze gern mit der Floskel: „Der Leser weiß doch genau, was ich meine.“ Dass dies ein Irrtum ist, beweist bereits die Tatsache, dass es zum Wesen der Schriftsprache gehört, lediglich solche Informationen zu vermitteln, die niedergeschrieben sind. Dem Leser stehen (wenn man absieht vom Bild der Handschrift, orthografischen Eigenheiten oder den Merkmalen des gewählten Mediums, etwa Dokumentationsformulare, Papierschnipsel, gediegenes Briefpapier, Computerbildschirm) keine anderen Informationsquellen zur Verfügung als eben die vom Schreiber aneinandergereihten Wörter.

Daran ändert sich auch nichts durch die zweite Tatsache, dass das Geschriebene durchaus Emotionen wecken kann, an die der Schreibende überhaupt nicht gedacht hat, als er seinen Text verfasste. Die emotionale Dimension unterliegt nur zu einem geringen Teil dem Einfluss des Schreibers. Sie entfaltet sich erst, wenn er seinen Text längst beendet hat und ist dann eng mit der Stimmung des Lesers verknüpft, also einem Umstand, auf den der Schreiber keinen Einfluss nehmen kann. Selbst wenn ein Text objektiv spannend gestaltet ist oder interessante Informationen enthält, kann der Leser unberührt bleiben – weil er die Art der Spannung unattraktiv findet oder den Informationen kein Interesse widmen möchte.

Da der Schreiber während des Verfassens eines Textes ausschließlich an einem einzigen Menschen orientiert ist, nämlich an sich selbst, tut er gut daran, seinem eigenen Geschmack und seinem eigenen Informationsbedürfnis zu trauen. Die Berücksichtigung der Fragen „Was will ich mitteilen?“ und „Welche Wörter transportieren diesen Inhalt am genauesten?“ führt fast automatisch zu dem gewünschten Ergebnis, nämlich einem Text, der diesbezüglich vollständig und außerdem gut lesbar ist.

Dies gilt übrigens für alle Textgattungen. Deshalb ist die häufig vorgebrachte Entschuldigung „Ich möchte ja keinen Roman schreiben“ nichts als eine Ausrede, die darüber hinwegtäuschen soll, dass Schreiber die Mühe scheuen, präzise und reflektiert zu formulieren.

Schriftlicher Ausdruck verbessert sich im Laufe langjähriger Übung. Natürlich wirken Texte von Gelegenheitsschreibern weniger komponiert und stringent als solche, die von Vielschreibern verfasst sind. Es wäre seltsam, wenn die intensive Beschäftigung mit Schriftsprache nicht zu einer umfangreicheren Virtuosität führen würde, sie zu dem angestrebten Zweck zu benutzen und dabei ihre Facetten immer differenzierter auszuspielen.

Das bedeutet aber nicht, dass jemand mit weniger Erfahrung außerstande ist, zielgerichtete und treffende Sätze zu schreiben.

**Merke**

Kommunikationsfähigkeit ist eine menschliche Kompetenz, genauso wie die Fähigkeit zur Abstraktion. Das grundlegende Werkzeug fürs Schreiben tragen Menschen also in sich. Die Techniken im Umgang mit dem Schreiben erlernen sie in der Schule. Damit sind sie ausreichend gerüstet, Texte zu verfassen.

Schreiben ist Handwerk. Es hat nichts (und zwar gar nichts) mit Eigenschaften wie „Talent“ oder „Ausdrucksstärke“ zu tun. Schreiber, die keinen Aufwand in ihre Texte stecken wollen, missbrauchen diese Begriffe sehr häufig, um die geringe Qualität ihrer Texte zu entschuldigen.
Die Entschuldigung gilt nicht. Ein Schreiner kann einen wackligen Tisch seinem Kunden nicht mit dem Hinweis verkaufen, es mangle ihm halt an Talent für Holzverbindungen. Wenn er die Techniken anwendet, die sein Lehrmeister ihm beigebracht hat und entsprechend sorgfältig arbeitet, wird ein Tisch aus seiner Hand zumindest den Zweck zuverlässig erfüllen, für den er gedacht ist. Verfügt der Handwerker außerdem über Phantasie und ausreichenden Gestaltungswillen, kann er aus dem Tisch ein Kunststück machen.
Dasselbe gilt für Texte. Die Anwendung der grundlegenden Schreibregeln ermöglicht die Herstellung von verständlichen, eindeutigen und zweckgemäßen Sätzen. Mit weiterem Aufwand können Schreiber noch ganz andere Aspekte in ihre Sprache fließen lassen.

**LESE- UND SURFTIPP**

Schneider, Wolf: Wörter machen Leute. Magie und Macht der Sprache. Piper Taschenbuchverlag, München, 2009.
Schneider, Wolf: Deutsch fürs Leben – Was die Schule zu lehren vergaß. Rowohlt Taschenbuchverlag, Reinbek b. Hamburg, 2013.
Reiners, Ludwig: Stilfibel. Der sichere Weg zum guten Deutsch. Deutscher Taschenbuchverlag, München, 2007.
Rico, Gabriele L.: Garantiert schreiben lernen. Sprachliche Kreativität methodisch entwickeln – ein Intensivkurs auf der Grundlage der modernen Gehirnforschung. Rowohlt Taschenbuchverlag, Reinbek b. Hamburg, 2007.

In diesem Buch geht es um praktische Schreibtechniken. Wer sie anwendet, wird Sätze produzieren, zwischen deren Wörtern nichts wackelt und die genau das vermitteln, was sie sollen: Information ohne Deutungsspielraum.

### 1.2.1 Psychologie der Wörter

Wörter bewegen Menschen. Schreiber bestimmen die Richtung, in die sich Leser bewegen. Sie können ihre Texte abweisend oder einnehmend gestalten.

Lesen bedeutet Arbeit, und weil alle Menschen die Tendenz zur Faulheit haben, wollen sie für die Mühe des Lesens belohnt werden. Der Gewinn muss größer sein als der Aufwand, den sie mit ihrer Aufmerksamkeit leisten. Der einzige Lohn, den der Schreiber einem Leser zu geben in der Lage ist, liegt in der Befriedigung der Neugier. Leser wollen mit jedem Wort, an dessen Entzifferung sie sich machen, etwas erfahren, das sie vorher nicht wussten – so schnell und unkompliziert wie möglich.
Schreiber halten Leser deshalb auf keinen Fall durch langwierige oder unklare Formulierungen vom Erkenntnisgewinn ab. Das gelingt am besten, wenn sie ihre Gedanken strukturieren und dann so aufschreiben, dass diese sich problemlos nachvollziehen lassen.

**Merke**

Was sich überhaupt sagen lässt, lässt sich klar sagen; und wovon man nicht reden kann, darüber muss man schweigen. *Ludwig Wittgenstein, Philosoph*

## Subjekt, Prädikat, Objekt

**Definition**

**Subjekt:** Satzteil, der meist im Nominativ steht und auf den sich das Tunwort (*Verbum*) bezieht. Vereinfacht (und sprachwissenschaftlich nicht ganz korrekt) bezeichnet man es oft als „Satzgegenstand", also ein Wort (Namenwort oder Fürwort), von dem eine Handlung ausgeht.
**Prädikat:** Satzteil, der als „Satzaussage" bezeichnet wird. Meist handelt es sich um Tunwörter (*Verben*), die von anderen Wortarten flankiert sind. Vereinfacht kann man sagen, es handelt sich dabei um die Beschreibung dessen, was geschieht.
**Objekt:** Satzteil, der als „Satzergänzung" bezeichnet wird. Es kann als Teil des Prädikats gelten und aus verschiedenen Wortarten bestehen. Vereinfacht ausgedrückt handelt es sich um die Beschreibung dessen, an dem sich die im Satz vorgestellte Aktion vollzieht.

Sätze bestehen im Wesentlichen aus den drei Teilen **Subjekt, Prädikat** und **Objekt.** Sie stehen vorzugsweise in dieser Reihenfolge, weil die deutsche Sprache (anders als z. B. die englische Sprache) nach diesem Muster in jedem Fall eindeutigen Sinn vermittelt. Die korrekte Anordnung der Satzteile beantwortet die Frage „Wer macht was?" und schafft Klarheit über den Sinn der beabsichtigten Aussage.

**Merke**

In komplizierter aufgebauten Sätzen (oder solchen, aus deren Konstruktion sich eine klare Zuweisung der Satzteile ergibt), ist es durchaus möglich und aus stilistischen Gründen vielleicht sogar gewünscht,

die Struktur zu variieren. Dies setzt jedoch voraus, dass der Schreiber die Herrschaft über die angestrebte Information behält.
Grundsätzlich ist Sprache nicht logisch aufgebaut und folgt deshalb nicht solchen klaren Maßgaben wie sie etwa für die Mathematik typisch sind. Richtig und falsch sind im Zusammenhang mit geschriebenem Wort nicht immer deutlich voneinander abzugrenzen. In einer solchen Dimension der Sprachbeherrschung bewegt man sich allerdings erst nach intensiver Auseinandersetzung mit den Feinheiten der Ausdrucksmöglichkeiten.
Pflegekräften ist dieser Sprachraum ebenso zugänglich wie allen anderen Menschen, die sich schriftlich ausdrücken wollen oder müssen. Im Horizont des vorliegenden Buches aber scheint es geraten, den Ball flacher zu halten. Wie in dem genannten Beispiel des Schreiners, der einen funktionstüchtigen Tisch bauen soll, geht es hier darum, Hinweise zur Formulierung eindeutig verständlicher Sätze zu geben. Wenn jemand sich berufen fühlt, über das reine Handwerk hinauszugehen, unterliegt er prinzipiell keiner Beschränkung. Es erweist sich jedoch als außerordentlich peinlich, Sprache mit großer Geste zu handhaben, wenn die verfügbaren Ressourcen dafür nicht ausreichen. Am Ende dieser vermessenen Haltung stehen Texte, die keinen Sinn enthalten oder die nichts darüber verraten, was der Autor zu sagen beabsichtigte. Solche Texte blieben besser ungeschrieben. Sie vergeuden Lebenszeit auf beiden Seiten: der des Schreibers und der des Lesers.

Schreiber tun gut daran, sich diese Regel gründlich einzuprägen, denn sie hilft, Missverständnissen vorzubeugen. Man könnte meinen, dass es ohnehin auf der Hand liegt, Sätze nach diesem Muster aufzubauen. Schauen sich Leser Texte jedoch genauer an, bemerken sie schnell, dass viele Schreiber von der Regel abweichen, ohne dafür einen einleuchtenden Grund liefern zu können und ohne in der Lage zu sein, Eindeutigkeit auf anderem Weg herzustellen.
Da sind dann etwa Sätze wie dieser zu lesen: „Die Lage der Magensonde überprüft die Pflegekraft vor jeder Verabreichung von Arzneimitteln oder Sondenkost."
Wie oben beschrieben, könnte man sich auf den Standpunkt stellen, der Leser werde von allein darauf kommen, was gemeint ist. Tatsächlich aber bedeutet dieser Satz, dass die Lage der Magensonde sich damit beschäftigt, die Pflegekraft zu kontrollieren – und zwar vor jeder Applikation von Flüssigkeit. Neben der unfreiwilligen Komik, die aus dieser Formulierung spricht, repräsentiert sie einen massiven logischen Fehler, denn es ist gänzlich unmöglich, dass die Position der Sondenspitze im Magen irgendetwas beobachtet.

Der Einwand, dass dies jedem Leser ohnehin klar sein müsse und es deshalb vollkommen gleichgültig sei, wie Subjekt und Objekt in einem Satz aufeinander folgen, lässt sich durch andere Beispiele entkräften.
Handelt es sich nämlich um zwei potenziell handlungsmächtige Substantive, ist ihre Aufteilung in Subjekt und Objekt keineswegs ohne die Hilfe einer geordneten und immer gleich gewählten Satzstruktur (oder anderer stilistischer Mittel) ersichtlich.
„Die Pflegekraft erkennt die Patientin nicht." Wenn dieser Satz sagen soll, dass eine Patientin nicht in der Lage ist, eine ihr seit Jahren vertraute Altenpflegerin zu identifizieren, beschreibt er z. B. die Tagesform der vielleicht an Demenz erkrankten Frau und könnte so in einem Pflegebericht auftauchen. Nimmt der Leser ihn hingegen wörtlich, drückt der Satz aus, dass die Altenpflegerin die ihr anvertraute Frau nicht zuordnen kann. Dann verursacht er im Leser Konfusion, denn er beschreibt eine sehr ungewöhnliche Situation. Erfahrungsgemäß kommt es kaum vor, dass eine Pflegekraft während der Erfüllung beruflicher Pflichten unter hochgradigen Orientierungsstörungen zu leiden beginnt.
Die beiden Beispiele stehen lediglich stellvertretend für ungeordnete Sätze, die sich in pflegerischen sowie vielen anderen Texten finden. Sie zeigen, dass solche Verständnisprobleme nicht auftauchen müssten, wenn Schreibende sich an die schlichte Maßgabe hielten, dass das Subjekt vor dem Prädikat und dieses vor dem Objekt zu stehen hat.

## Merke

Schreibende Menschen schrecken vor Satzverwirbelungen auch dann nicht zurück, wenn daraus offenkundiger Widersinn entsteht. Die *Gesellschaft für deutsche Sprache* zitierte ein schönes Beispiel: „Seine Frau hat die Mutter für ihn ausgesucht.". Ein Journalist der renommierten Wochenzeitung „Die Zeit" schrieb den Satz über den türkischen Staatpräsidenten Abdullah Gül. [2]
Wie kann die Ehefrau ihrem Ehemann eine Mutter aussuchen?
Interessant ist daran auch der Geburtsweg eines solchen Satzes. Der Journalist hat seinen Text sicher mehrfach aufmerksam gelesen, bevor er ihn ablieferte. Bei einer Qualitätszeitung wie der „Zeit" schauen sich dann mehrere Redakteure den Artikel an. Sie überprüfen die Recherche und die sprachliche Konsistenz sehr genau, um sachliche und orthografische Fehler zu eliminieren. Erst dann gelangt der Text in den Druck und an die Kunden. Die Tatsache, dass ein so eklatanter Missgriff all die kritischen Blicke unbeschadet überwunden hat, sagt etwas über die Penetranz von Sprachirrtümern. Der Sprachkritiker Ernst Alexander Rauter nannte solche Fehler „geronnene Konvention" und konstatierte, sie entstünden immer dann, wenn der Autor die Herrschaft über seinen Text verliert.

## Namenwörter

**Definition**

**Namenwort** (*Substantiv*): Wortart, die der Bezeichnung von Lebewesen, Gegenständen oder Sachen dient und stets mit einem Geschlecht, einer definierten Zahl sowie einem grammatischen Fall verknüpft ist. Diese Wörter lassen sich durch Wiewörter (siehe unten) genauer bezeichnen, sind aber nicht steigerbar.

**Namenwörter** sind ein unverzichtbarer Bestandteil schriftlich verfasster Informationen. Sie klären den Leser darüber auf, um welches Thema es in einem Satz geht. Diese Wortart kann konkrete Menschen und Dinge nennen, sie bezeichnet aber z. B. auch abstrakte Zustände, Ideen oder Wünsche.

Für die Verfasser von Texten kommt es darauf an, aus der Vielfalt zur Verfügung stehender Namenwörter jene zu wählen, die das zu nennende Ding am genauesten beschreiben. Wenn die Pflegekraft einen Verbandswechsel protokolliert, könnte sie das Wort „Binde" benutzen. Dies ist die korrekte Bezeichnung für ein Verbandsmittel und andere Pflegekräfte verstehen durchaus, was sie damit meint. Zusätzliche, und im Einzelfall unverzichtbare Informationen vermittelt sie jedoch, wenn ihr Text konkreter wird, indem sie die Eigenschaften der Binden aufnimmt und z. B. „Mullbinde" oder „Kurzzugbinde" schreibt. Leser, die sich mit Verbänden auskennen, erfahren dadurch ganz unaufwändig, dass es sich im ersten Fall um einen Sekundärverband und im zweiten um einen Kompressionsverband handelt.

Natürlich würden sich diese Tatsachen indirekt auch über andere im Text enthaltene Informationen erschließen lassen. Das ist jedoch etwas mühsamer. Außerdem vermittelt sich über die konkreteren Worte, dass die Pflegekraft ein Hilfsmittel angewendet hat, das dem Zweck entsprach. Andernfalls könnte es durchaus sein, dass ein Kompressionsverband anzulegen war und entgegen den Regeln für eine fachgerechte Durchführung dabei eine Mullbinde verwendet wurde.

Neben der exakteren Information des Lesers stellt sich durch die Konkretisierung der Darstellung auch ein höheres Maß an Überprüfbarkeit ein. Dies nutzt in dem genannten Beispiel demjenigen, der den Verband angelegt hat, weil er ggf. auf Fehler hingewiesen werden kann und damit die Chance erhält, seine Arbeit zu verbessern. Es nutzt den anderen Pflegekräften, weil sie genauer wissen, welche Maßnahmen ergriffen worden sind, und es nutzt dem Behandelten, weil sich unwirksame Maßnahmen rascher durch sachgerechte Techniken ersetzen lassen.

Aus sprachästhetischen Gründen ist Vorsicht bei der Verwendung von zusammengesetzten Namenwörtern angezeigt. Oft geraten durch Neuschöpfungen (*Neologismen*) dieser Kategorie unfreiwillige Komik, sinnentleerte Wiederholungen oder gar blanker Unsinn in die Texte. Leider entwickeln die Worte eine erhebliche Faszination, weil sie mit dem Image

1

der Intellektualität daherkommen und viele Schreiber geneigt sind zu glauben, dass die Aneignung dieser gespreizten Worte Textqualität herstellt. Beispiele für diese Unsitte sind:

- *Zielvorstellung*. Dieses Wort bedeutet nichts anderes als Ziel. Der Begriff beschreibt einen angestrebten Zustand oder Ort, von dem derjenige, der darauf hinarbeitet, sich selbstverständlich eine Vorstellung macht.
- *Kontrollcheck*. Kontrolle bezeichnet in deutscher Sprache eine Überprüfung. Das englische Wort „check" hat exakt dieselbe Bedeutung. In der Kombination bedeutet das Wort also Überprüfungüberprüfung.
- *Erwartungshaltung*. Mit Erwartung ist eine Haltung gemeint, die sich hoffend auf künftige Ereignisse richtet. Das Anfügen der Silben „-haltung" fügt dem Wort „Erwartung" keinen zusätzlichen Sinn hinzu.
- *Leistungserbringung*. Leistung nennt man z. B. einen Aufwand, den jemand zielgebunden erbringt. Die Anfügung der Silben „-erbringung" trägt nicht zur weiteren Erhellung bei.
- *Fragestellung*. Der Begriff „Frage" beschreibt die Forderung nach dem Schluss einer Wissenslücke. Ein solches Begehren können Gesprächspartner nur erkennen, wenn es im Zuge verbaler Kommunikation in ihrem Bewusstsein auftaucht. Das heißt, eine Frage beginnt erst zu existieren, sobald der Fragende sie stellt. Der Begriff „Fragestellung" erweitert das zugrunde liegende Wort, ohne einen zusätzlichen Aspekt beizusteuern.
- *Entscheidungsfindung*. Wie in den vorangegangenen Beispielen handelt es sich um eine Dopplung der Bedeutung, die keinen eigenständigen Sinn ergibt. Wenn jemand eine Entscheidung trifft, hat er sie naturgemäß zuvor gesucht und gefunden.
- *Fachexperte*. Ein Experte ist Spezialist für sein Fachgebiet. Welche zusätzliche Qualifizierung hat ein Fachexperte?

Die Liste der gespreizten und trotzdem nicht gehaltvolleren Substantive ließe sich fast beliebig erweitern.

### Merke

Solche sinnlosen Bedeutungsdopplungen gibt es auch bei den Tunwörtern. Schreiber scheuen sich nicht, Wörter wie **absinken, aufsteigen** oder **niederknien** zu verwenden. *Sinken* impliziert eine nach unten gerichtete Bewegung, *Steigen* eine Bewegung nach oben und *Knien* beschreibt eine Körperhaltung, die im Vergleich zum aufrechten, zweibeinigen Stand ein niedrigeres Körperniveau erzwingt.

Überwiegend verwenden Schreibende solche Begriffe, weil sie glauben, allein das Auftauchen der geblähten Worte in ihren Texten würde zu einer massiveren Bedeutung des Geschriebenen führen. Sie liegen mit dieser Einschätzung bei einem Teil ihrer Leser sicher nicht gänzlich falsch. Längere Worte vermindern die Verständlichkeit. Weil viele Menschen glauben, dass die Schuld für eine mangelnde Durchdringung der Textbotschaft allein beim Leser zu suchen ist, gehen sie mit großer Hochachtung an das geschriebene Wort heran. In Wirklichkeit ist jedoch der Schreibende verpflichtet, so zu formulieren, dass jeder Lesende leicht nachvollziehen kann, wie die Botschaft des Textes lautet.

**Merke**

Die wichtigste Regel beim Schreiben heißt: Alle unnötigen Silben vermeiden. Buchstaben, die keinen Erkenntnisgewinn bringen, sind nicht nur überflüssig, sondern schädlich. Sie strapazieren die Geduld des Lesers und lenken von der beabsichtigten Nachricht ab. In ihnen drückt sich mangelnder Respekt des Schreibenden vor seinen Lesern aus, weil sie einen eklatanten Verstoß gegen die Sprachökonomie darstellen und damit Leseaufmerksamkeit vergeuden.

## Eigenschaftswörter

**Definition**

**Eigenschaftswort** (*Adjektiv, Wiewort*): Wortart, die der näheren Charakterisierung von Lebewesen, Gegenständen, Sachen und Zuständen dient.

Die **Eigenschaftswörter** sind zur Bildung sinnvoller Sätze nicht grundsätzlich nötig. Diese Tatsache erfordert von Schreibenden Vorsicht bei der Verwendung. Oft bringen Eigenschaftswörter keine zusätzliche Information, sondern geben lediglich eine nicht überprüfbare und zudem sehr subjektive Einschätzung des Autoren wieder. „Frau M. hat heute eine erhöhte Körpertemperatur." Dieser Satz genügt nicht, um das Vitalzeichen von Frau M. sachgerecht zu beschreiben. Eine Erhöhung der Körpertemperatur kann von einer unbedeutenden Steigerung bis zu einem lebensbedrohlichen Zustand reichen. Deshalb ist es zwingend notwendig, an dieser Stelle eine exakte Maßangabe einzusetzen. Der Hinweis, dass die Gradzahl an einer anderen Stelle der Dokumentation genannt ist, ändert nichts an der mangelnden Zielgenauigkeit des zitierten Satzes. Wenn die Patientenakte auch ein Formblatt für Vitalzeichen umfasst, ist dieser Hinweis im Pflegebericht überflüssig.

**Merke**

Doppelte Dokumentation raubt Zeit. Sie ist unprofessionell.

Weil Sprache sich ökonomisch entwickelt, bleiben langfristig nur sinnvoll einsetzbare Worte erhalten. Da das Deutsche weiterhin Adjektive umfasst, erfüllen sie einen Sinn, den keine andere Wortart übernehmen kann. Dieser Umstand entbindet Schreibende jedoch nicht von der Verpflichtung, sehr genau zu überlegen, in welchen Fällen sie welches Adjek-

tiv verwenden. Seine bloße Existenz macht es noch nicht für jeden Zweck geeignet.
Als Regel kann gelten, sehr allgemeine Eigenschaftswörter (z. B. groß, klein, warm, kalt, heiß, schön) entweder auszulassen oder im Satz jeweils näher zu charakterisieren. Ein „heißes" Hautareal ist im Vergleich zu einer erhitzten Herdplatte höchstens lauwarm.
Sorgsam gewählte Adjektive bedienen jedoch den Wunsch der Leser nach griffigen Formulierungen und leicht zugänglichen Assoziationen, die eine exakte und verständliche Beschreibung des Sachverhalts liefern. Wenn in einem Pflegebericht die Formulierung „fleischwasserfarbener Ausfluss" auftaucht, stellt sich beim Leser unverzüglich die Vorstellung von der Flüssigkeit ein, die er häufig am Boden von Kunststoffverpackungen gesehen hat, in denen sich über längere Zeit Fleisch von geschlachteten Tieren befand. Damit entsteht bei ihm ein genaues Bild der Eigenschaft des Ausflusses. In diesem Zusammenhang funktionieren Eigenschaftswörter als Sprach-Turbo.

## Zeitwörter

### Definition

**Zeitwort** (*Verb, Tunwort*): Wortart, die eine Tätigkeit, einen Zustand oder ein Geschehen bezeichnet.

Die Benennung von Aktivitäten mithilfe von **Zeitwörtern** steigert die Qualität geschriebener Sprache. Manche Schreibende versuchen, diese Wortgattung fast gänzlich aus ihren Texten zu eliminieren. Vor allem Fachautoren lieben die Beschränkung auf **Hilfsverben** (haben, sein, werden). Diese Wortart ist eigentlich dazu gedacht, Vollverben zu unterstützen und in der Kombination mit ihnen spezielle grammatikalische Strukturen zu bilden. Für die **Beugung** (*Konjugation*) sind Hilfsverben unverzichtbar. In der Formulierung „ich bin gelaufen" versetzt die konjugierte Form des Hilfsverbs „sein" die Aktion in die zweite Vergangenheit (*Perfekt*).
Wenn Hilfsverben allein in einem Satz stehen, reduziert sich dessen Aussagekraft erheblich: „Dies hat eine fortschreitende Entwertung der Leistungspauschalen zur Folge, die wegen der Personalintensität von häuslicher und stationärer Pflege und den damit verbundenen, steigenden Personalkosten höher ist als die durchschnittliche Inflationsrate." [3]
In diesem willkürlich aus der Fachliteratur gegriffenen Satz liegt die gesamte Aussagekraft auf den Verben „haben" und „sein" in der jeweils nötigen Konjugation. Die Verben „fortschreiten", „verbinden" und „steigen" hat der Autor adjektiviert. Damit erfüllt dieser Satz alle Eigenschaften der als „Amtsdeutsch" verpönten Form der Textgestaltung. Die Dudenredaktion hat dafür den Begriff „Papierdeutsch" geprägt. [4]

Sie soll einen objektiven Nimbus vermitteln und weist besonders oft Worte auf, die in eine andere Form verwandelt sind. Neben der Adjektivierung findet sich häufig eine Substantivierung.
Der Leser kann solche Formulierungen nur verstehen, wenn er ihren Sinn aus dem Zusammenhang des Textes ableitet. Es wäre die Aufgabe des Autors, ihn vor dieser Mühe zu bewahren – und er würde dabei gleichzeitig die Attraktivität seines Textes verbessern.
Zu den Zeitwörtern ist ebenfalls eine sprachästhetische Betrachtung angezeigt.
Man unterscheidet starke von schwachen Verben. Ein starkes Verb verändert während der Konjugation seinen Wortstamm (z. B. biegen, bog, gebogen). Bei einem schwachen Verb bleibt der Wortstamm unverändert (z. B. stellen, stellte, gestellt).
Die Evolution der deutschen Sprache führt zu einer zunehmenden Schwächung der Verben. Aus „backen, buk, gebacken" ist längst „backen, backte, gebacken" geworden. Viele Verben teilen dieses Schicksal, das der vermeintlichen Vereinfachung der Sprache geschuldet ist. Inzwischen umfasst die Liste der starken Verben nur noch wenig mehr als 200 Wörter. Auf diesem Weg schwinden jedoch Farbe und Ausdruckskraft von Formulierungen.
Es ist kein Zufall, dass die Bibel, das wichtigste Buch deutscher Sprache, in der Übersetzung von Martin Luther mit einem kurzen Satz beginnt, der sich um ein starkes Verb gliedert: „Am Anfang schuf Gott Himmel und Erde." [5]

## 1.2.2 Passiv versus Aktiv

**Definition**

**Aktiv:** Tätigkeitsform der Tunwörter.
**Passiv:** Leideform der Tunwörter.

Die deutsche Sprache sieht für fast alle Tunwörter eine aktive und eine passive Form vor. In den meisten Fällen bildet man die Passivkonstruktion mit einem Hilfsverb (▶ Kap. 1.2.1), hauptsächlich mit „werden".
Aktive Sätze fallen durch leichtere Verständlichkeit und klarere Struktur auf. In den meisten Fällen nennen sie den Handelnden, also das Subjekt (▶ Kap. 1.2.1), und verschaffen dem Leser auf diese Weise einen ungetrübten Überblick über Ursache und Wirkung der dargestellten Ereignisse. Dieser Sprachduktus erleichtert das Verständnis von Texten ungemein und führt überdies zu einer zuverlässigen Einordnung der Personen oder Dinge, die Verantwortung für die geschilderten Vorgänge tragen.
„Die Krankenschwester verbindet das Bein." Dieser Satz nennt unmissverständlich die ausübende Person und die Art ihrer Tätigkeit. In der Form „Das Bein wird verbunden" bleibt der Ausführende unbekannt. Einziger Vorteil dieses Satzes ist seine Kürze, die jedoch durch das Fehlen

des Subjekts erkauft und damit nicht angemessen ist. Eine häufig zu lesende Variante lautet: „Das Bein wurde von der Krankenschwester verbunden."

Grundsätzlich spricht nichts dagegen, den Satz so zu stellen. Er enthält alle Informationen, die der Leser benötigt, um sich ein genaues Bild von der geschilderten Handlung und dem Handelnden zu machen. Sein Nachteil liegt darin, dass die Konstruktion etwas komplizierter herzustellen und deshalb auch etwas schwieriger zu verstehen ist, als der im Aktiv stehende Satz. An dieser Stelle greift erneut die Forderung nach Sprachökonomie. Schreibende verfassen ihre Texte so, dass der Leser mit möglichst geringem Aufwand an Aufmerksamkeit ihre Aussage erfassen kann. In diesem Sinne ist die aktive Form vorzuziehen.

Es ist auffällig, dass vor allem Fachtexte überwiegend aus Passivkonstruktionen bestehen. Der Grund für diese stilistische Marotte ist nicht geklärt. Vermutlich spielt das Image eine Rolle, Passivformulierungen wirkten neutraler oder bedeutsamer. Außerdem kann der Autor selbst durch den vom Passiv ermöglichten Verzicht auf die Nennung eines Subjekts scheinbar in den Hintergrund treten und sich selbst aus dem Fokus des Lesers nehmen. Er erreicht damit jedoch nur eine Anonymisierung, die in vielen Fällen so qualvoll zu lesen ist, dass der Leser das Interesse an dem Text verliert. Die schwindende Aufmerksamkeit des Lesers aber bedeutet die Höchststrafe für einen Autor. Es ist schließlich anzunehmen, dass er seinen Text verfasst hat, um damit Leser zu erreichen, im besten Fall sogar zu begeistern.

Oft liest sich das Ergebnis der unzweifelhaft aufgewendeten Schreibmühe hingegen so:

„Krohwinkels Studie über die ganzheitliche Prozeßpflege bei Personen mit Apoplex war die erste pflegewissenschaftliche Forschungsarbeit, die vom Bundesministerium für Forschung gefördert wurde (Krohwinkel 1993). Die Effektivität von pflegerischen Interventionen kann jedoch nur durch fortwährende systematische ergebnisorientierte Forschung ermittelt werden (Fawcett-Henesy 1991, DiCenso und Cullum 1997). Nur mittels klarer Forschungsfragen und entsprechend qualitativ hochwertigen Studiendesigns kann ein definiertes Ereignis (outcome) gemessen werden." [6]

Der erste Satz enthält eine Passivkonstruktion, für die kein nachvollziehbarer Grund besteht. Es ist bereits gesagt, wer die Arbeit förderte. Das Bundesministerium könnte ohne Aufwand die aktive Rolle erhalten.

Im zweiten Satz bleibt unklar, wer die Forschung betreiben soll – und dies ist eine Information, die sehr interessant wäre.

Der dritte Satz beginnt mit einem strengen „nur", das auf eine absolut gültige Bedingung verweist. Er verschweigt – auch weil das Passiv die Nennung vermeiden hilft – die Namen derjenigen, die klare Forschungsfragen zu stellen haben. Es könnte sich um Pflegewissenschaftler oder Berufsgruppen mit Kontrollfunktion handeln. Die Zuordnung bleibt selbst in den folgenden Abschnitten des Textes aus.

Auch dieses Beispiel ist willkürlich aus der Masse wissenschaftlicher Texte gegriffen. Solche oder ähnliche Reihungen diffuser Formulierungen, die allein der überbordenden Verwendung von Passivkonstruktionen anzulasten sind, kann man beinahe in jeder Abhandlung finden.

Für Pflegende ergibt sich daraus die Aufforderung, mit ihren Texten vollständige Informationen zu vermitteln und nicht durch grammatische Formen einen Teil davon untergehen zu lassen. Nicht immer steht die mangelnde Vertrautheit eines Autors mit seinem Thema hinter solchen Konstruktionen. Oft glauben die Schreibenden, sich einem oft wiederholten Duktus anschließen zu müssen. Passiv-Sätze genießen den Ruf, ein notwendiger Teil des akademischen Gestus zu sein. Ein zwingendes Argument gibt es dafür jedoch nicht. Kein Prüfer würde eine Dissertation oder Facharbeit jemals ablehnen oder schlechter benoten, kein Leser einen Fachtext widerwilliger rezipieren, nur weil in ihm hauptsächlich aktivisch formulierte Sätze stehen. Über die fachliche Qualität entscheiden vor allem die transportierten Informationen. Das Lesevergnügen aber ist von sprachlicher Klarheit bestimmt.

## 1.2.3 Meinung versus Faktum

Schreibende unterscheiden sehr genau, ob sie **Meinungen** oder **Fakten** transportieren. Im ersten Zugriff fällt es oft nicht leicht, diese sehr unterschiedlich zu bewertenden Inhalte sicher voneinander abzugrenzen. Das liegt auch an den psychologischen Umständen, unter denen Texte entstehen. Der Schreibende hat – wie bereits erläutert – lediglich sich selbst als Referenzpunkt für die Beurteilung seines Textes zur Verfügung. Erst wenn das Schriftstück fertiggestellt und dem ersten Leser zugänglich gemacht ist, eröffnet sich die Möglichkeit einer Kritik durch ein anderes Individuum. Professionell Schreibende finden ein solches Gegenüber üblicherweise in Gestalt eines Redakteurs, der den Text vor der Veröffentlichung begutachtet und dabei auf seine Konsistenz und Aussagekraft sowie die orthografischen und grammatischen Eigenschaften überprüft, bevor er ihn der allgemeinen Leserschaft zugänglich macht.

Pflegende, die etwa einen Bericht über einen pflegebedürftigen Menschen schreiben, verfügen nicht über eine solche Kontrollinstanz. Natürlich ist auch ihr Publikum kleiner, und die Leser sind im Zweifel in der Lage, direkt beim Urheber nachzufragen, wie die eine oder andere Formulierung gemeint sei.

Trotzdem nützt es der Zuverlässigkeit von Texten, die im Pflegealltag relevant sind, erheblich, wenn sie ausschließlich Fakten enthalten anstelle persönlich gefärbter Ansichten. Um dies sicherzustellen, überlegen Schreibende sehr genau, wie sie die zu vermittelnden Informationen aufbereiten.

„Frau M. wirkt traurig." Eine solche Aussage in einem Pflegebericht ist selbstverständlich das Ergebnis einer professionellen Beobachtung. Trotzdem wirkt sie ungünstig, weil das Eigenschaftswort „traurig" eine

1

Bezeichnung ist, die zahlreiche Einzelaspekte zur Grundlage hat. Die Pflegekraft hat vielleicht bemerkt, dass Frau M. weinte, sich auf Ansprache abgewendet hat, während des Kontaktes mehrfach seufzte oder spezifische Klagen über den Tod ihres Ehemannes äußerte.
Es ist eine unzulässige Verkürzung, solche Beobachtungen in dem Adjektiv „traurig" zusammenzufassen. „Traurig" kann zwar in der Umgangssprache als gerechtfertigter Oberbegriff für die Bedeutung des wahrgenommenen Verhaltens dienen, greift aber in einer pflegerischen Beschreibung zu kurz. Wenn Frau M. über den Tod ihres Mannes trauert, wäre eine darauf folgende sinnvolle Intervention z. B. ein zugewandtes, helfendes Gespräch. Zeigt Frau M. jedoch deutliche Züge einer depressiven Verstimmung, einer Depression oder gar suizidale Tendenzen, ist möglicherweise das therapeutische Einschreiten eines Facharztes notwendig. Die pflegerische Dokumentation muss genau auf solche Unterschiede abheben. Deshalb gibt sie idealerweise detailliert wieder, was der Pflegebedürftige getan hat und enthält sich einer (voreiligen) Bewertung.

## 1.3 Allgemeine Hinweise zum Schreiben

Da der Verfasser eines Textes zunächst nur auf sich selbst zurückgreifen kann, wenn er den Nutzen der gewählten Worte beurteilen möchte, lautet der erste Tipp für die Erstellung von schriftlichen Nachrichten: „Schreibe so, dass du als Leser den Text umfassend verstehen könntest und nicht durch unangemessene Worte oder unverständliche Formulierungen daran gehindert wirst."
In einem weiteren Schritt könnten Schreibende auch ihrem Stil Beachtung schenken. Abwechslungsreiche Satzkonstruktionen sowie grammatische und orthografische Fehlerfreiheit erhöhen das Lesevergnügen.

**LESE- UND SURFTIPP**

Sick, Sebastian: Der Dativ ist dem Genitiv sein Tod (Folge 1–5). KiWi-Taschenbuchverlag, Köln 2013.
Sammlung sprachkritischer Kolumnen: www.spiegel.de/thema/zwiebelfisch
Forum Sprachkritik der Deutschen Akademie für Sprache und Dichtung: www.deutscheakademie.de/sprachkritik
Bloggerforum für Sprachkritik: http://sprachkritik.blogspot.de
Die Serie „Stilkunde" der Wochenzeitung „Die Zeit": www.zeit.de/serie/stilkunde-deutsch

Vorsicht ist immer geboten, sobald sich Floskeln und Vorbilder der verschiedenen professionstypischen Sprachgewohnheiten in die Texte schleichen. Unter Pflegekräften bestehen seit langer Zeit Bestrebungen, eine Fachsprache (▶ Kap. 4.2) zu entwickeln. Diese Tendenz ist aus berufspolitischer Sicht sicher zu begrüßen. Allerdings sollten Pflegekräfte nicht den Fehler der Ärzte wiederholen, mit Fachbegriffen die unmittelbar betroffenen Menschen aus der Kommunikation auszuschließen. Das

Bild weiß bekittelter Menschen, die sich am Bett eines Patienten über seinen Kopf hinweg mithilfe allgemein unverständlicher Fachbegriffe verständigen, ist noch sehr lebendig. Fachsprache dient zwar einerseits der Vereinheitlichung von Begriffen und damit einer reibungsfreien Kommunikation der Eingeweihten. Sie birgt aber auch das Risiko, dass Experten sich aus dem allgemeinen Sprachmodus entfernen und damit das Verständnis ihrer Aussagen auf eine Minderheit beschränken.

Bezogen auf das Verhältnis der Ärzte zu ihren Patienten, hat die Fachsprache (nicht grundsätzlich unberechtigt) den Vorwurf laut werden lassen, es handle sich im Grunde um eine Schutzmauer, die eine zwischenmenschliche Auseinandersetzung über Diagnosen und Lebensschicksale verhindert hat.

Da pflegerische Berufe in einem viel umfassenderen Maß auf die Kommunikation mit Patienten und pflegebedürftigen Menschen ausgerichtet ist als der Berufsstand der Ärzte, wäre eine Nachahmung dieser Vorbilder fatal. Es ist nicht möglich, sich auf der einen Seite zurückzuziehen und auf der anderen Seite zugewandte Gesprächsbereitschaft zu signalisieren.

Solche (und ähnliche) Überlegungen stellen Pflegende an, bevor sie berufsspezifische Texte verfassen. Es gilt, eine Balance zwischen fachlichen Anforderungen und den Prinzipien der allgemeinen Verständlichkeit zu wahren.

Im folgenden Merke-Kasten sind die wichtigsten Hinweise für die Erstellung eingängiger und fachlich einwandfreier Texte zusammengefasst.

## Merke

- Autoren schreiben aktivisch. „Passiv" heißt auf Deutsch „Leideform" und ist nur für Schilderungen von Leid, Trübsal, Not und Pein angebracht – also selten. Deshalb nicht: „Der Verband wird angelegt", sondern: „Pflegende legen den Verband an."
- Der deutschen Grammatik zufolge besteht ein Satz aus Subjekt, Prädikat und Objekt. Schreibende bringen diese drei Elemente in ihren Sätzen unter. Das Subjekt ist eine klar benannte Person, ein Sachverhalt oder ein Gegenstand, von dem eine Handlung ausgeht. Das Prädikat umfasst die Bezeichnung der Handlung samt allen dazugehörigen Voraussetzungen und Umständen. Das Objekt ist die Person, der Sachverhalt oder der Gegenstand, auf den die Handlung gerichtet ist.
- Sätze besitzen einen Anfang und ein Ende, das nicht allzu weit davon entfernt ist. Schreibende beschränken sich idealerweise auf einen Hauptsatz mit höchstens zwei Nebensätzen.
- Das Verb ist der Muskel des Satzes. [7] An dem Zeitwort orientiert sich die Aufmerksamkeit des Lesers. Im besten Fall reißt es den Leser mit und schiebt ihn auf eine neue Erkenntnisebene. Autoren wählen aus der Fülle der zur Verfügung stehenden Verben das stärkste aus. Das stärkste Verb ist das Verb, das die Handlung am genauesten beschreibt. Deshalb nicht: „Die Pflegenden führen eine

1

Katheterisierung durch." Man kann auch Diäten durchführen, die Zubereitung von Speisen oder Reinigungsmaßnahmen. Besser, weil genauer und kürzer ist es, zu sagen: Die Pflegenden legen einen Katheter (katheterisieren), hungern, dämpfen Reis oder scheuern das Steckbecken.

- Hilfsverben wie „sollen" und „müssen" vermitteln einen Zwang. Der Autor ist nicht in der Lage, den Leser zu zwingen. Der Autor schreibt. Der Leser liest. Wenn es gut geht, weiß der Leser nach der Lektüre ein wenig mehr als vorher. Deshalb nicht: „Die Pflegenden müssen vor Dienstbeginn ihre Hände waschen." Sondern: „Pflegende waschen ihre Hände vor Dienstbeginn."
- Autoren schreiben auf der Augenhöhe des Lesers. Sie verklausulieren ihre Botschaft nicht und ersparen den Lesern rhetorische Fragen. Was sie zu sagen haben, sagen sie ohne Umschweife.
- Sprache ist nicht logisch, aber ökonomisch. Leser investieren Zeit in die Lektüre eines Textes, für die sie sofort eine Belohnung in Form von Wissensgewinn erwarten. Der Autor hat nur seine Worte, um den Leser für das Lesen zu begeistern. Deshalb verschwendet er weder seine eigene Zeit noch die des Lesers mit Silben, die ziellos im Satz stehen. Nicht: „Pflegende verwenden Kompressen oder aber auch Papiertaschentücher…" Sondern: „Pflegende verwenden Kompressen oder Papiertaschentücher."
- Befragungen haben ergeben, dass die durchgehende Verwendung weiblicher und männlicher Berufs- oder Personenbezeichnungen (z. B. Krankenschwestern und Krankenpfleger, Ärztinnen und Ärzte) den Lesefluss stört. Auch das groß geschriebene Binnen-I stößt Leser ab. Es ist günstiger, bei der klassischen Variante zu bleiben, nach der die männliche Bezeichnung stellvertretend für beide Geschlechter steht. Auf diese Weise lässt sich außerdem Platz sparen. Idealerweise verwenden Autoren den Plural und gehen damit dem Problem der Geschlechtsspezifizierung elegant aus dem Weg. Falls die Haltung der Organisation, bei der ein Text erscheint, diese pragmatische Lösung verbietet, beugen Schreibende sich den dort üblichen Regeln.

# 2 Pflegeplanung



Die **Pflegeplanung** bezeichnet einen wesentlichen Teil des Pflegeprozesses (▶ Kap. 2.1), aus dem sich das konkrete Pflegehandeln ableitet.
Sie ermöglicht außerdem, alle pflegerischen Maßnahmen fortlaufend einer kritischen Überprüfung zu unterziehen. Dazu eignen sich folgende Fragen:

- Entsprechen die Maßnahmen dem aktuellen Bedarf des Betroffenen?
- Erzielen die Maßnahmen das gewünschte Ergebnis?
- Sind weitere Maßnahmen erforderlich?
- Wie empfindet der Betroffene die Maßnahmen?

Unter Pflegeplanung verstehen Pflegende einerseits den Arbeitsablauf zwischen Informationserhebung und Überprüfung der pflegerischen Maßnahmen, wie er sich im Pflegeprozess (▶ Kap. 2.1) spiegelt. Andererseits bezeichnen sie damit den Teil der Dokumentation (▶ Kap. 3), in dem die pflegerischen Handlungen samt ihrer Begründung und der angestrebten Wirkung schriftlich niedergelegt sind.
In den Formularen ist die Pflegeplanung in drei Spalten gegliedert:

- Pflegeproblem
- Pflegemaßnahme
- Pflegeziel

Diese drei Spalten sind den Kategorien des jeweils genutzten Pflegemodells (in diesem Buch handelt es sich um die ABEDL® nach Krohwinkel) zugeordnet, sodass die Pflegenden die Möglichkeit haben, zu jedem Lebensbereich die entsprechenden Maßnahmen aufzuführen. Häufig ist die Kategorie „Pflegeziel" zusätzlich in „Nahziel" und „Fernziel" eingeteilt. Dies dient der zusätzlichen Strukturierung und bildet den Pflegeprozess genauer ab.
Pflegende legen die Planung ihrer Arbeit unmittelbar nach dem Aufnahme- oder Übernahmegespräch an, in dem sie alle notwendigen Informationen über den pflegebedürftigen Menschen gesammelt haben. Sie bemühen sich, die Pflegeplanung so vollständig wie möglich auszufüllen. Manchmal lassen sich jedoch die tatsächlichen Fähigkeiten eines Menschen nicht bereits beim ersten Kontakt in allen Einzelheiten feststellen. Daraus ergibt sich kein wesentliches Problem, weil die Pflegeplanung ebenso wie der gesamte Pflegeprozess regelmäßig den aktuellen Entwicklungen anzupassen ist. Informationslücken sind ein Teil der Pflegeplanung und die Aufgabe der Pflegenden besteht darin, herauszufinden, auf welche Fähigkeiten der Betroffene zurückgreifen kann.
Die Pflegeplanung ist regelmäßig, bei Bedarf sogar täglich, an die aktuellen Bedürfnisse des Betroffenen anzupassen. Tritt z. B. bei einem pflegebedürftigen Menschen plötzlich Fieber auf, werden zusätzliche pflegerische

Maßnahmen für die ABEDL „Vitale Funktionen aufrecht erhalten" notwendig (▶ Kap. 2.2.3). Sie entfallen, sobald sich die Körpertemperatur normalisiert.



**Merke**

Die Pflegeplanung liefert Antworten auf die „Fünf-W-Frage": Wer macht wann, was, wie, womit?

Die präzisen, kurzen und sachlich gehaltenen Stichpunkte, aus denen die Pflegeplanung besteht, erfüllen verschiedene Funktionen:
- Transparenz und Überprüfbarkeit der Pflegemaßnahmen
- Informationsfluss zwischen den Mitgliedern des Teams
- Vereinheitlichung der Pflegemaßnahmen
- Dokumentation der Entwicklung des Patienten

### Umsetzung der Pflegemaßnahmen

Es ist ein Teil der professionellen Pflegeauffassung, dass alle Mitglieder des Pflegeteams ihr Handeln an der Pflegeplanung ausrichten. Nur unter dieser Voraussetzung lässt sich die Wirksamkeit von Pflegemaßnahmen tatsächlich bewerten.

Das bedeutet nicht, dass eine einmal gewählte Maßnahme nicht mehr geändert werden kann. Die Änderung bedarf jedoch der Rücksprache mit dem Team. Als geeignetes Instrument hat sich eine regelmäßige **Pflegevisite** erwiesen. Sie funktioniert nach demselben Prinzip wie eine ärztliche Visite, konzentriert sich jedoch auf die pflegerischen Belange des Patienten. Im Laufe einer solchen Visite beurteilen die Teilnehmer die Wirksamkeit von Pflegemaßnahmen und entscheiden gemeinsam über eine Anpassung. Der Vorteil: Teammitglieder, die eine andere Auffassung vertreten, sind genötigt, entsprechende Argumente zu liefern. Sind sie in der Lage, in fachlicher Hinsicht zu überzeugen, wird das Team einer Änderung der Planung zustimmen. Damit bleibt auch in Zukunft die Einheitlichkeit der Maßnahmen gewährleistet.

## 2.1 Schritte des Pflegeprozesses

Der **Pflegeprozess** umschließt das berufliche Handeln Pflegender und verleiht ihm Struktur und Transparenz. Mehrere Pflegewissenschaftler haben diesen Prozess während der vergangenen Jahrzehnte in unterschiedlich viele Schritte eingeteilt, indem sie die grundlegenden und unstrittigen Phasen verschieden stark differenzierten oder zusammenfassten.

Dieses Buch bezieht sich in seinem Hauptteil auf das Rahmenmodell der „Fördernden Prozesspflege" der deutschen Pflegewissenschaftlerin Monika Krohwinkel, zu der das Konzept der ABEDL® (Aktivitäten, Beziehungen und existenzielle Erfahrungen des Lebens) gehört. Monika Krohwinkel favorisiert den vierstufigen Pflegeprozess, wie ihn die Weltgesundheitsorganisation (WHO) bereits 1987 vorgeschlagen hat.

**Merke**

Der Pflegeprozess ist Grundlage einer zielgerichteten, strukturierten und überprüfbaren Pflege. Er ist damit ein zentrales Instrument der Qualitätssicherung. Pflegende sind verpflichtet, alle Schritte dieses Prozesses zu dokumentieren.



### 2.1.1 Pflegeanamnese

In der **Pflegeanamnese** sammeln die Pflegenden alle pflegerelevanten Informationen über die Situation des Pflegebedürftigen. Dazu nutzen sie folgende Quellen:
- Gespräche mit dem Pflegebedürftigen bzw. seinen Angehörigen
- Fortlaufende Beobachtung des Pflegebedürftigen, bei Bedarf mit Hilfe von Assessment-Instrumenten
- Pflegeberichte von zuvor betreuenden Institutionen, z. B. häusliche Pflege, stationäre Pflegeeinrichtungen
- Dokumentationen und Aussagen der Mitglieder anderer Berufsgruppen, z. B. Ärzte, Therapeuten

Damit diese für den Pflegeprozess und insofern auch für die Pflegeplanung wichtigen Informationen nicht verloren gehen, schreiben Pflegende sie in die dafür vorgesehenen Formblätter der Pflegedokumentation (▶ Kap. 3.2).

### 2.1.2 Pflegeziele

Durch die Informationssammlung und die Erfassung von Ressourcen und Problemen verschaffen sich Pflegende ein umfassendes Bild über den aktuellen Zustand des Pflegebedürftigen. Die Formulierung der **Pflegeziele** legt fest, welcher Zustand erreicht werden kann und soll. Zu unterscheiden sind *Nahziele,* die in absehbarer Zeit zu erreichen sind, von *Fernzielen,* auf die der Betroffene gemeinsam mit den Pflegenden längerfristig hinarbeitet.

Pflegeziele sollten problembezogen, realistisch und positiv formuliert sein. Sie geben also an, welche Fähigkeiten der Betroffene durch seine Bemühungen erreichen soll, nicht aber, welche Probleme er vermeiden will. Damit sich das Maß bestimmen lässt, in dem die Pflegeziele innerhalb der festgelegten Zeiträume erfüllt (oder verfehlt) worden sind, ist es wesentlich, sie konkret zu formulieren. Eine „weitgehende Unabhängigkeit" hört sich zwar attraktiv an, ist jedoch als Beschreibung der anzustrebenden Fähigkeiten viel zu allgemein, um ein realisierbares Ziel darstellen zu können. Angemessen formulierte Pflegeziele lauten z. B. „Frau L. lernt innerhalb von einer Woche (Datum angeben) die Oberbekleidung selbstständig anzulegen."

**Merke**

Pflegende legen solche (und ähnliche) Ziele in Absprache mit dem pflegebedürftigen Menschen fest. Auf diese Weise kann der Betroffene die Arbeit der Pflegenden leicht nachvollziehen und erhält eine Motivation, daran mitzuwirken.



### 2.1.3 Pflegemaßnahmen

Nach der Klärung der Pflegeziele legen die Pflegenden aufgrund ihrer professionellen Kompetenzen fest, mit welchen **Pflegemaßnahmen** sich die formulierten Pflegeziele am ehesten erreichen lassen. Dabei berücksichtigen sie vor allem die Ressourcen des Pflegebedürftigen, denn eine Überforderung kann zur Frustration und damit zu einem vollständigen Verfehlen der angepeilten Ergebnisse führen.
Die Pflegemaßnahmen benötigen eine exakte Beschreibung hinsichtlich ihrer Art und Häufigkeit. Folgende Fragen sollten grundsätzlich beantwortet sein:

- **Welche** Pflegemaßnahme kommt zum Einsatz?
- **Wie** ist die Pflegemaßnahme durchzuführen?
- **Wer** führt die Pflegemaßnahme aus?
- **Wie oft** und **wann** kommt die Pflegemaßnahme zum Einsatz?
- **Womit** wird die Pflegemaßnahme ausgeführt? (Hilfsmittel nennen)

Mit einem derart strukturierten und überlegten Herangehen betonen Pflegende ihren professionellen Anspruch. Sie handeln nicht zufallsabhängig, sondern reflektieren alle Einflüsse, unter denen sich ihre Arbeit vollzieht, um in jeder Situation optimal reagieren zu können.

### 2.1.4 Pflegeevaluation

Unter der **Pflegeevaluation** versteht man die Überprüfung des Nutzens von durchgeführten Pflegemaßnahmen. Es liegt in der Logik des Systems, dass die Evaluation ausschließlich retrospektiv erfolgen kann, also auf bereits unternommene Anstrengungen gerichtet ist.
Pflegende gleichen die Maßnahmen mit den festgelegten Zielen ab. Sie fragen dabei, ob die pflegerischen Strategien dem Zweck entsprechen oder ob sie gänzlich an der Realität vorbeigehen. Falls die Ziele verfehlt worden sind, ist zu fragen, ob die Maßnahmen ungeeignet waren, die zeitlichen Vorgaben zu eng gesteckt wurden oder andere Hindernisse in Betracht kommen:

- War das festgelegte Pflegeziel unrealistisch?
- Waren Maßnahmen oder Hilfsmittel nicht optimal geeignet?
- Hat sich an dem Zustand des Pflegebedürftigen etwas verändert, das noch nicht sachgerecht in die Überlegungen aufgenommen worden ist?

Anschließend besteht die Aufgabe der Pflegenden darin, entweder das Pflegeziel zu revidieren oder andere Maßnahmen zu ergreifen.
Wenn die Ziele gemäß der Planung erreicht worden sind, zielt die Evaluation auf einen anderen Aspekt. Der veränderte Zustand des Pflegebedürftigen und sein ggf. verminderter Assistenz-Bedarf machen ebenfalls eine Anpassung der Pflegemaßnahmen erforderlich. Zu ausgedehnte Unterstützung, die nicht durch die tatsächlich vorhandenen Defizite gedeckt ist, könnte zu einer Verminderung der Eigenaktivität führen, die langfristig Schäden verursacht.
In dieser Situation ist es möglich, dass das Maß der Hilfen insgesamt reduziert werden muss. Insbesondere bei alten Menschen ist es jedoch wahrscheinlicher, dass ein erreichtes Pflegeziel durch ein anderes ersetzt wird und die gemeinsame Arbeit sich nun auf einen neuen Aspekt richtet.



## 2.2 Gliederung und Formulierungshilfen

**Merke**

Die im Folgenden aufgeführten Formulierungshilfen für die Pflegeplanung verstehen sich als Vorschläge und Muster zur eigenen Weiterbearbeitung. Es ist nicht möglich, im Rahmen des vorliegenden Buches Vollständigkeit bei allen im Pflegealltag auftretenden Problemen, Zielen oder den jeweils angebrachten Maßnahmen zu erreichen. Wohl aber eröffnet das Angebot die Möglichkeit, in der angedeuteten Richtung weiterzudenken und dabei zu Ergebnissen zu gelangen, die dem Qualitätsanspruch einer personenzentrierten Pflege entsprechen.

### 2.2.1 Kommunizieren können

**Definition**

**Kommunizieren können:** Feld der menschlichen Kompetenzen, das sich auf den Empfang und das Senden von Informationen bezieht und eine wesentliche Voraussetzung für den Austausch mit anderen Menschen (gesellschaftliche Teilhabe) bildet.

Die Fähigkeit, **kommunizieren zu können,** erfordert von einem Menschen körperliche und kognitive Leistungen. Dazu gehören u.a. Sprechen, Schreiben, Gestik, Mimik (auf der sendenden Seite), Hören, Sehen, Fühlen, Riechen, Schmecken (auf der empfangenden Seite). Erst das Verstehen und Bewerten der ausgetauschten Informationen führt dazu, dass ein Mensch die Kommunikation gewinnbringend für sich selbst nutzen und als attraktiver Kommunikationspartner für andere wirken kann.
Pflegebedürftige Menschen sind in diesem Kompetenzbereich häufig eingeschränkt, weil sie unter einem Verlust der Sinneswahrnehmung oder der Verarbeitungsfähigkeit für Informationen leiden. Ein zusätzliches

Problem kann mangelnde Bewegungsfähigkeit darstellen (▶ Kap. 2.2.2), die den Betroffenen die Möglichkeit entzieht, mit anderen Menschen in Kontakt zu treten und damit ihr Bedürfnis nach Austausch ausleben zu können.

Im Laufe der Biografie verändern sich die bevorzugten Kanäle, über die kommunikativer Austausch stattfindet:

- Säuglinge reagieren vor allem auf Berührungen und körperliche Nähe zu den Bezugspersonen.
- Ab dem Kindesalter tritt der verbale Austausch zunehmend in den Vordergrund, wobei die Bedürfnisse nach Geborgenheit und körperlicher Zuwendung bis in das Erwachsenenalter mit wechselnder Intensität und Ausrichtung erhalten bleiben.
- Im Alter kollidieren die Bedürfnisse mit den schwindenden Möglichkeiten. Die Leistungsfähigkeit der Sinnesorgane nimmt ab. Bei mangelnder Ausstattung mit geeigneten Hilfsmitteln besteht das Risiko, dass wichtige Kommunikationswege versperrt sind.

Pflegende übernehmen die Aufgabe, die Fähigkeiten zur Kommunikation bei den pflegebedürftigen Menschen genau einzuschätzen. Falls erforderlich, ermuntern sie zur Verwendung unterstützender Strategien bzw. zur Konsultation entsprechender Ärzte, die ggf. eine Therapie einleiten können, mit deren Hilfe sich die Situation verbessert (▶ Tab. 2.1, ▶ Tab. 2.2, ▶ Tab. 2.3, ▶ Tab. 2.4, ▶ Tab. 2.5).

**Tab. 2.1 Sprechen.**

| Pflegeprobleme | Pflegeziele | Pflegemaßnahmen |
|---|---|---|
| • Pflegebedürftiger leidet an einer Aphasie (oder einer anderen Störung der Sprachproduktion). | • Pflegebedürftiger kommuniziert mit seinen Bezugspersonen so, dass diese ihn verstehen.<br>• Pflegebedürftiger versteht, was seine Bezugspersonen ihm sagen.<br>• Die Aphasie (oder andere Form der Sprachproduktion) ist gemildert. | • Zeit für die Kommunikation bei jedem Kontakt einplanen.<br>• Grundsätzlich langsam und deutlich sprechen.<br>• Unterstützung durch Wortvorschläge bieten.<br>• Hilfsmittel zur Verfügung stellen (z. B. Bildertafeln, Schreibblock).<br>• Zu Sprechversuchen ermutigen und Erfolge loben.<br>• Zum Singen animieren.<br>• Behandlungsstrategien der Logopädie in der therapiefreien Zeit mindestens einmal täglich übernehmen. |

**Tab. 2.1 Sprechen.** *(Forts.)*

| Pflegeprobleme | Pflegeziele | Pflegemaßnahmen |
|---|---|---|
| • Pflegebedürftiger kann aufgrund von Taubheit nicht sprechen. | • Pflegebedürftiger äußert seine Wünsche verständlich.<br>• Pflegebedürftiger pflegt befriedigende Sozialkontakte. | • Zeit für die Kommunikation bei jedem Kontakt einplanen.<br>• Grundsätzlich langsam und deutlich sprechen.<br>• Bei jedem Kontakt Gelegenheit zum Lippenlesen geben (Gesicht zuwenden und für gute Beleuchtung sorgen).<br>• Familienangehörige um Hinweise zu Kommunikationstechniken bitten.<br>• Zeichensprache für Standardsituationen vereinbaren.<br>• Hilfsmittel verwenden, z. B. Bildtafel und Schreibblock.<br>• Für Situationen mit großem Klärungsbedarf Gebärdendolmetscher organisieren. |
| • Pflegebedürftiger verfügt über mangelnde Sprachkenntnisse. | • Pflegebedürftiger äußert seine Wünsche verständlich.<br>• Pflegebedürftiger pflegt befriedigende Sozialkontakte. | • Langsam und deutlich sprechen.<br>• Aussagen durch klare Gestik unterstützen.<br>• Zweisprachiges Wörterbuch besorgen (lassen).<br>• Durch Pflegekraft aus demselben Herkunftsland betreuen lassen.<br>• Familienangehörige in die Pflege einbeziehen.<br>• Für Situationen mit großem Klärungsbedarf Dolmetscher organisieren. |

**Tab. 2.2 Hören.**

| Pflegeprobleme | Pflegeziele | Pflegemaßnahmen |
|---|---|---|
| • Pflegebedürftiger ist schwerhörig. | • Pflegebedürftiger ist mit einem passenden Hörgerät versorgt, akzeptiert es und kann es bedienen. | • Täglich die Verwendung des Hörgeräts sowie dessen korrekte Benutzung kontrollieren.<br>• Kontakte grundsätzlich unmissverständlich ankündigen.<br>• Im Zimmer ein Lichtsignal installieren, das den Besuch einer Pflegekraft ankündigt. |

2

**Tab. 2.2 Hören.** *(Forts.)*

| Pflegeprobleme | Pflegeziele | Pflegemaßnahmen |
|---|---|---|
| | • Pflegebedürftiger pflegt befriedigende Sozialkontakte.<br>• Pflegebedürftiger kommuniziert mit seinen Bezugspersonen zufriedenstellend. | • Langsam und deutlich, aber nicht zu laut sprechen.<br>• Aussagen durch klare Gestik unterstützen.<br>• Störende Geräusche während der Kommunikationsphasen unterbinden.<br>• Hilfsmittel verwenden, z. B. Bildtafel und Schreibblock.<br>• Regelmäßige Konsultation des HNO-Arztes sowie des Hörgerätetechnikers organisieren und zum Einhalten der Termine motivieren (ggf. Begleitservice bereitstellen).<br>• Andere Pflegebedürftige (nach Absprache mit dem Betroffenen) über das Problem informieren und zu geeigneten Kommunikationstechniken anleiten.<br>• Zu einer sinnvollen Beteiligung an Gemeinschaftsaktivitäten ermutigen. Angebot auf die Höreinschränkung abstimmen. |
| • Pflegebedürftiger kann sein Hörgerät nicht bedienen und lehnt die Benutzung ab. | • Pflegebedürftiger akzeptiert das Hörgerät.<br>• Pflegebedürftiger benutzt das Hörgerät täglich.<br>• Pflegebedürftiger erhält innerhalb der nächsten … Tage ein alternatives Hörgerät, mit dem er keine Probleme hat.<br>• Die Probleme mit dem Hörgerät sind innerhalb von … Tagen abgestellt. | • Intensives Training zur korrekten Benutzung des Hörgeräts innerhalb von zwei Tagen.<br>• Jeden Morgen zur Benutzung des Hörgeräts motivieren, ggf. beim Anlegen und Einstellen unterstützen.<br>• Probleme mit dem Hörgerät innerhalb von … Tagen genauer eruieren und mit dem HNO-Arzt/Hörgerätetechniker besprechen.<br>• Überprüfung des Ladezustands der Batterien alle … Wochen.<br>• Täglich Ohrmuscheln sorgfältig auf Druckstellen kontrollieren und Hautpflege mit …-Creme durchführen.<br>• Hörgerät abends grundsätzlich in die dafür vorgesehenen Trocknungssäckchen legen (bzw. überprüfen, ob der Pflegebedürftige dies tut). |

**Tab. 2.2 Hören.** *(Forts.)*

| Pflegeprobleme | Pflegeziele | Pflegemaßnahmen |
|---|---|---|
| • Pflegebedürftiger ist gehörlos. | • Pflegebedürftiger pflegt befriedigende Sozialkontakte.<br>• Pflegebedürftiger kommuniziert mit seinen Bezugspersonen zufriedenstellend. | • Siehe Schwerhörigkeit (▶ Tab. 2.2)<br>• Siehe Taubheit (▶ Tab. 2.1) |

**Tab. 2.3 Sehen.**

| Pflegeprobleme | Pflegeziele | Pflegemaßnahmen |
|---|---|---|
| • Pflegebedürftiger leidet unter einer Seheinschränkung | • Pflegebedürftiger verwendet angemessene Hilfsmittel.<br>• Pflegebedürftiger kann sich in seinem Umfeld orientieren.<br>• Pflegebedürftiger ist vor Unfällen und Verletzungen geschützt. | • Beleuchtung in den Wohnräumen optimieren.<br>• Bei jedem Kontakt die Benutzung der Brille kontrollieren; dazu motivieren, ggf. dabei assistieren.<br>• Mehrmals täglich zur Reinigung der Brillengläser motivieren, ggf. dabei assistieren.<br>• Fortlaufend beobachten, ob der Pflegebedürftige mithilfe der Brille ausreichend sehen kann.<br>• Mindestens einmal jährlich (und bei Bedarf) zum Besuch des Augenoptikers/Augenarztes anregen; ggf. Termine ausmachen und Begleitservice zur Verfügung stellen.<br>• Assistenz beim Einsetzen der Kontaktlinsen morgens.<br>• Assistenz bei der Entfernung der Kontaktlinsen abends.<br>• Kontaktlinsen über Nacht in Reinigungsflüssigkeit einlegen.<br>• Zusätzliche Hilfsmittel (z. B. Lupen, Bücher in Großdruck) organisieren. |

Tab. 2.3 Sehen. *(Forts.)*

| Pflegeprobleme | Pflegeziele | Pflegemaßnahmen |
|---|---|---|
| | | • Beschäftigungsprogramm entwickeln, bei dem die Sehfähigkeit von untergeordneter Bedeutung ist, z. B. Gymnastik.<br>• Pflegerische Kontakte zum Pflegebedürftigen deutlich ankündigen; dafür geeignete Zeichen vereinbaren.<br>• Umgebung umgehend auf Gefährdungspotenziale kontrollieren und diese in Rücksprache mit dem Pflegebedürftigen abstellen.<br>• Bezugspersonen nach Absprache mit dem Pflegebedürftigen umgehend über das Problem informieren und Hinweise zum Umgang geben.<br>• Pflegebedürftigen bei einem Umgebungswechsel (z. B. Krankenhauseinweisung, Einzug in die Pflegeeinrichtung) innerhalb der ersten zwei Tage über die ungewohnten Räumlichkeiten informieren; dabei auf tastbare Orientierungshilfen hinweisen.<br>• Im weiteren Verlauf Orientierungsgänge wiederholen und kontrollieren, ob der Pflegebedürftige sich allein zurechtfindet. |
| • Pflegebedürftiger lehnt die Verwendung einer Brille ab. | • Pflegebedürftiger akzeptiert die Brille.<br>• Pflegebedürftiger ist mit Kontaktlinsen versorgt.<br>• Probleme bei der Nutzung der Brille sind (dauerhaft) behoben. | • Innerhalb von ... Tagen nach dem Auftreten des Problems die Gründe für die Ablehnung herausfinden.<br>• Innerhalb von ... Tagen Termin beim Augenarzt vereinbaren um eine neue Brille anpassen oder auf Kontaktlinsen umstellen zu lassen; ggf. Begleitservice organisieren.<br>• Bei Schwierigkeiten mit der selbstständigen Benutzung morgens jeweils die Brille aufsetzen und ihre Sauberkeit fortlaufend kontrollieren. |

**Tab. 2.3 Sehen.** *(Forts.)*

| Pflegeprobleme | Pflegeziele | Pflegemaßnahmen |
|---|---|---|
| • Pflegebedürftiger ist blind. | • Pflegebedürftiger verwendet angemessene Hilfsmittel.<br>• Pflegebedürftiger kann sich in seinem Umfeld orientieren.<br>• Pflegebedürftiger ist vor Unfällen und Verletzungen geschützt.<br>• Pflegebedürftiger kann einer sinnvollen und angemessenen Beschäftigung nachgehen. | • Siehe Seheinschränkung (▶ Tab. 2.3)<br>• Bei jedem pflegerischen Kontakt beobachten, ob der Pflegebedürftige sich in seiner Umgebung orientieren kann.<br>• Umgebung so belassen, wie der Pflegebedürftige sie kennt; nach der Benutzung von Gegenständen diese wieder an den gewohnten Ort stellen.<br>• Beschäftigungsprogramm erarbeiten, bei dem das Sehvermögen keine Rolle spielt.<br>• Gruppenerlebnisse und Sozialkontakte nach Wunsch des Pflegebedürftigen ermöglichen.<br>• Hörbücher, Medien in Blindenschrift, gewünschtes Radioprogramm beschaffen bzw. zur Verwendung bereitstellen; ggf. assistieren.<br>• Bei pflegerischen Erstkontakten sofort Kennenlernen durch z. B. Ertasten des Gesichts ermöglichen.<br>• Bei Ausgängen auf Verwendung der Armbinde (falls gewünscht), des Langstocks und Begleitung durch den Führhund achten.<br>• Täglich mehrmals (und bei Bedarf) bei der Pflege des Führhunds unterstützen.<br>• Begleitservice für Spaziergänge und Besorgungen nach Wunsch des Pflegebedürftigen organisieren.<br>• Bei neu eingetretener Blindheit innerhalb von … Tagen die Versorgung mit allen notwendigen Hilfsmitteln veranlassen und im Umgang damit schulen. |

2

| Tab. 2.3 Sehen. *(Forts.)* | | |
|---|---|---|
| **Pflegeprobleme** | **Pflegeziele** | **Pflegemaßnahmen** |
| | | • Fortlaufend überprüfen, ob Art und Umfang der Hilfsmittelausstattung den Bedürfnissen entspricht.<br>• Kontakt mit einer Selbsthilfegruppe, dem örtlichen Sehbehindertenverband anbahnen; Begleitservice organisieren. |
| • Pflegebedürftiger trägt ein künstliches Auge. | • Pflegebedürftiger akzeptiert die Prothese.<br>• Das tägliche Einsetzen und Entfernen der Prothese ist gewährleistet.<br>• Pflegebedürftiger kann die Prothese selbstständig handhaben. | • Fortlaufend kontrollieren, ob die Fertigkeiten im Umgang mit der Prothese vorhanden sind.<br>• Prothese morgens einsetzen und abends entfernen, mit Wasser säubern sowie sicher verwahren.<br>• Fortlaufend überprüfen, ob die Oberfläche der Prothese noch glatt ist.<br>• Morgens und abends Zustand der Augenhöhle auf Druckstellen und Entzündungen kontrollieren; ggf. Sekret entfernen.<br>• Bei Problemen innerhalb von … Tagen Konsultation des Augenarztes veranlassen, ggf. Begleitservice organsieren.<br>• Einmal im Jahr Termin beim Okularisten ausmachen; ggf. Begleitservice organisieren. |

| Tab. 2.4 Schmecken und riechen. | | |
|---|---|---|
| **Pflegeprobleme** | **Pflegeziele** | **Pflegemaßnahmen** |
| • Pflegebedürftiger leidet unter Einschränkungen des Geschmackssinns. | • Pflegebedürftiger ist über mögliche Folgen der Einschränkung informiert. | • Nach dem Auftreten des Problems innerhalb von … Tagen Konsultation eines HNO-Arztes veranlassen, ggf. Begleitservice organisieren.<br>• Nach dem Auftreten des Problems umgehend die Mundhöhle inspizieren. |

**Tab. 2.4 Schmecken und riechen.** *(Forts.)*

| Pflegeprobleme | Pflegeziele | Pflegemaßnahmen |
|---|---|---|
| | • Pflegebedürftiger nimmt ausreichend Nahrung zu sich. | • Tagsüber basal stimulierende Mundpflege mit schleimhautregenerierenden Präparaten in …-stündigem Abstand durchführen.<br>• Pflegebedürftigen innerhalb von … Tagen umfassend über mögliche Folgen der Einschränkung (z. B. Inappetenz, Gefahr verdorbener Speisen) informieren.<br>• Speisen zu jeder Mahlzeit optisch ansprechend herrichten.<br>• Fortlaufend über bevorzugte Geschmacksrichtungen befragen und Speisen ausreichend würzen (lassen).<br>• Wunschkost nach Absprache mit dem Pflegebedürftigen zusammenstellen.<br>• Beobachtung und Dokumentation der verzehrten Mengen nach jeder Mahlzeit.<br>• Hektik während der Nahrungsaufnahme vermeiden.<br>• Nach Wunsch des Pflegebedürftigen Möglichkeit zum Essen in Gemeinschaft verschaffen; ggf. Begleitservice organisieren.<br>• Wöchentliche Kontrolle der in der Wohnung gelagerten Lebensmittel; verdorbene oder abgelaufene Ware unverzüglich entsorgen (Pflegebedürftigen informieren). |
| • Pflegebedürftiger leidet unter Einschränkungen des Geruchssinns. | • Pflegebedürftiger ist über mögliche Folgen der Einschränkung informiert.<br>• Pflegebedürftiger nimmt ausreichend Nahrung zu sich. | • Siehe Geschmackssinn (▸ Tab. 2.4)<br>• Zum regelmäßigen Putzen der Nase anhalten, ggf. während jedem pflegerischen Kontakt und bei Bedarf dabei assistieren. |

2

Tab. 2.5 Tasten.

| Pflegeprobleme | Pflegeziele | Pflegemaßnahmen |
|---|---|---|
| • Pflegebedürftiger leidet unter Einschränkungen der Hautsensibilität. | • Pflegebedürftiger ist über mögliche Folgen der Sensibilitätsstörung informiert.<br>• Pflegebedürftiger kann angemessene Vorsichtsmaßnahmen einhalten.<br>• Verletzungen sind verhindert. | • Innerhalb von … Tagen nach dem Auftreten der Störung Konsultation beim Arzt organisieren, ggf. Begleitservice anbieten.<br>• Innerhalb von … Tagen eruieren, welche Hautareale betroffen sind.<br>• Pflegebedürftigen innerhalb von … Tagen umfassend über Risiken des Sinnesverlusts sowie erforderliche Vorsichtsmaßnahmen aufklären.<br>• Im Anschluss kontrollieren, ob der Pflegebedürftige die Informationen verstanden hat und sich entsprechend verhalten kann.<br>• Besondere Vorsicht beim Kontakt mit kalten, heißen, spitzen oder scharfen Gegenständen walten lassen.<br>• Wasch- und Badewasser grundsätzlich stellvertretend für den Pflegebedürftigen auf angemessene Temperierung überprüfen.<br>• Kälteanwendungen vermeiden oder ausschl. unter engmaschiger Kontrolle durchführen.<br>• Nagelpflege bei Bedarf mit einer Feile durchführen.<br>• Schuhe auf bequemen Sitz und vor jedem Anziehen auf das Vorhandensein von Fremdkörpern überprüfen.<br>• Orthopädische Maßschuhe organisieren und verwenden.<br>• Sensibilitätsgestörte Hautareale (z. B. Füße) morgens und abends auf Veränderungen kontrollieren.<br>• Pflegebedürftigen bei jedem pflegerischen Kontakt über Missempfindungen befragen. |

**Tab. 2.5 Tasten.** *(Forts.)*

| Pflegeprobleme | Pflegeziele | Pflegemaßnahmen |
|---|---|---|
| | | • Pflegebedürftigen motivieren, nahtlose Strümpfe ohne Bund zu tragen; bei der Besorgung assistieren.<br>• Grundsätzlich darauf achten, dass der Pflegebedürftige Hausschuhe oder Schuhe trägt.<br>• Kleidung grundsätzlich faltenfrei anziehen.<br>• Täglich einmal und bei Bedarf basal stimulierende Waschungen und Massagen durchführen.<br>• Täglich einmal intensive Hautpflege an den betroffenen Arealen, um das Gewebe geschmeidig zu halten. |



## 2.2.2 Sich bewegen können

**Definition**

**Sich bewegen können:** Feld der menschlichen Kompetenzen, das sich auf den möglichst uneingeschränkten Gebrauch des Bewegungsapparates bezieht und vor allem die Möglichkeit gestattet, die Position des eigenen Körpers willentlich zu verändern.

Die weitgehend uneingeschränkte Fähigkeit, **sich bewegen zu können,** bildet die Voraussetzung für die meisten menschlichen Aktivitäten. Viele innere und äußere Funktionen des Körpers sind überhaupt nur unter dem Aspekt der Bewegung möglich. Die Arbeit der verschiedenen Muskeln ist verantwortlich für Herzschlag, Atmung, Verdauung und sinnliche Wahrnehmung. Zum Teil sind diese Aktivitäten dem Willen entzogen und ereignen sich weitgehend ohne eigenes Zutun. Das bedeutet andersherum, dass der Mensch ihre Bedeutung meist erst im vollen Ausmaß wahrnimmt, wenn Störungen auftreten.

Die Bewegungsfähigkeit nimmt demzufolge einen hohen Stellenwert für das Befinden des Menschen ein. Sie entscheidet über das Maß der Selbstständigkeit und die Möglichkeit, soziale Kontakte zu pflegen.

Viele Erkrankungen sind mit einer Einschränkung der Mobilität verbunden. Dabei handelt es sich nicht nur um körperliche Fehlfunktionen, sondern auch um psychische Leiden. Sie können den Bewegungsantrieb mindern oder im Gegenteil eine massive Rastlosigkeit erzeugen (z. B. bei Demenz).

2

Mit steigendem Alter ist eine Veränderung der Beweglichkeit, der Bewegungsmuster sowie der Sicherheit während der Phasen der Mobilität zu beobachten. Das liegt an den typischen Abbauerscheinungen, denen der menschliche Körper unterworfen ist. Die Muskelmasse nimmt ab, Knochen werden weniger widerstandsfähig gegen mechanische Einflüsse und die Sinnesorgane (mit deren Hilfe der Mensch sich im Raum orientiert und seine Bewegungen steuert) verlieren die ursprünglich vorhandene Schärfe. Ängste vor Verletzungen tun ein Übriges, um den Betroffenen von Bewegungen abzuhalten.

Pflegende sehen einen wesentlichen Teil ihrer Aufgabe darin, die Bewegungsfähigkeit zu unterstützen, Alternativen zu bislang gewohnten Bewegungsabläufen zu entwickeln und eine Umgebung zu schaffen, in der sich auch ein eingeschränkter Mensch im Rahmen seiner Möglichkeiten optimal bewegen kann. Im Falle einer Bettlägerigkeit kann die Mobilität fast auf den Nullpunkt gelangen. Dann ist es sinnvoll, die bei gesunden Menschen natürlichen Veränderungen der Körperposition so gut wie möglich mithilfe von wechselnden Lagerungen zu imitieren (▶ Tab. 2.6, ▶ Tab. 2.7, ▶ Tab. 2.8, ▶ Tab. 2.9, ▶ Tab. 2.10, ▶ Tab. 2.11, ▶ Tab. 2.12, ▶ Tab. 2.13, ▶ Tab. 2.14, ▶ Tab. 2.15).

**Tab. 2.6 Bettlägerigkeit.**

| Pflegeprobleme | Pflegeziele | Pflegemaßnahmen |
|---|---|---|
| • Pflegebedürftiger ist bettlägerig. | • Pflegebedürftiger ist innerhalb von … so weit mobilisiert, dass er mit Hilfe in den Rollstuhl gelangen kann.<br>• Pflegebedürftiger ist dauerhaft vor der Entstehung von Druckulzera geschützt.<br>• Pflegebedürftiger ist dauerhaft vor der Entstehung von Pneumonien geschützt. | • Mindestens dreimal täglich mobilisierende Maßnahmen nach Anordnung des Arztes und gemäß der physiotherapeutischen Strategie durchführen.<br>• Durchführung wechselnder Lagerungen gemäß dem Lagerungsplan.<br>• Individuelle Lagerungshilfsmittel organisieren.<br>• Lagerungs- und Bewegungsplan mindestens einmal pro Woche auf Aktualität überprüfen, bei Bedarf häufiger.<br>• Einmal täglich Ganzwäsche im Bett (sowie nach Bedarf bei Verschmutzungen oder dem Wunsch des Pflegebedürftigen).<br>• Bett mindestens in dreitägigem Rhythmus neu beziehen; bei Bedarf öfter; bei Verschmutzungen umgehend. |

**Tab. 2.6 Bettlägerigkeit.** *(Forts.)*

| Pflegeprobleme | Pflegeziele | Pflegemaßnahmen |
| --- | --- | --- |
| | • Pflegebedürftiger ist dauerhaft vor der Entstehung von Kontrakturen geschützt.<br>• Pflegebedürftiger erhält die Bewegungsfähigkeit auf dem aktuellen Stand.<br>• Pflegebedürftiger kann sich angemessen und sinnvoll beschäftigen | • Inspektion der druckgefährdeten Hautareale bei jeder Lagerung sowie den Waschungen.<br>• Zweimal täglich intensive Hautpflege mit der Körperlotion, die der Pflegebedürftige bevorzugt.<br>• Haarwäsche im Bett alle ... Wochen durchführen.<br>• Ausscheidungsvorgänge so sichern, dass der Pflegebedürftige sich dabei wohl fühlt.<br>• Zur Obstipationsprophylaxe ballaststoffreiche Speisen anbieten und mindestens ... Liter Flüssigkeitszufuhr pro Tag sicherstellen.<br>• Konsultation der Diätassistentin zur Berücksichtigung des veränderten Bewegungsumfangs bei der Kost.<br>• Assistenz bei der Nahrungsaufnahme zu jeder Mahlzeit.<br>• Glocke sofort nach dem Eintreten der Bettlägerigkeit griffbereit legen; Funktion erklären.<br>• Mindestens dreimal täglich passive/assistive/aktive Bewegungsübungen durchführen (lassen); bei Bedarf öfter. Dabei vor allem kontrakturgefährdete Gelenke einbeziehen.<br>• Anleitung zu regelmäßigem Atemtraining mit dem Triflo®.<br>• Motivation zum Atemtraining bei jedem Pflegekontakt.<br>• Atemstimulierende Einreibung oder Kontaktatmung mindestens zweimal täglich.<br>• Raum täglich mindestens zweimal (sowie nach Wunsch) durch weites Öffnen des Fensters lüften.<br>• Ausrichtung des Betts unmittelbar nach dem Eintreten der Bettlägerigkeit so wählen, dass der Pflegebedürftige aus dem Fenster schauen kann. |

**Tab. 2.6 Bettlägerigkeit.** *(Forts.)*

| Pflegeprobleme | Pflegeziele | Pflegemaßnahmen |
|---|---|---|
| | | • Psychisches Befinden des Pflegebedürftigen bei jedem pflegerischen Kontakt überprüfen.<br>• Alle benötigten Gegenstände nach Wunsch des Patienten in Reichweite stellen.<br>• Täglich einmal 10-Minuten-Aktivierung durchführen.<br>• Versorgung mit gewünschter Lektüre fortlaufend sicherstellen.<br>• Fernsehgerät sofort nach Eintreten der Bettlägerigkeit ins Blickfeld rücken.<br>• Besuche durch ehrenamtliche Helfer organisieren. |
| • Pflegebedürftiger weist einen Dekubitus Grad (Kategorie) 2 am Steiß auf. | • Der Dekubitus ist sachgerecht behandelt.<br>• Der Dekubitus ist innerhalb von … Tagen abgeheilt.<br>• Ein Rezidiv ist dauerhaft ausgeschlossen.<br>• Pflegebedürftiger ist schmerzfrei.<br>• Alle risikobehafteten Hautareale sind in angemessenen Abständen druckentlastet. | • Sofort nach der Entdeckung des Hautdefekts Behandlungsplan in Zusammenarbeit mit Wundexperten und dem Arzt erstellen.<br>• Lagerungs- und Bewegungsplan umgehend an die neue Situation anpassen.<br>• Pflegebedürftigen fortlaufend zur Eigenaktivität im Rahmen seiner Möglichkeiten motivieren.<br>• Betroffene Region vom Druck entlasten.<br>• Wunde in den durch die gewählten Auflagen vorgegebenen Abständen verbinden, dabei die von den Wundexperten vorgegebenen Maßnahmen umsetzen.<br>• Mindestens einmal täglich ausgiebige Hautpflege durchführen.<br>• Bei jeder Ganzkörperwäsche alle Hautareale auf Veränderungen überprüfen.<br>• Gründliche Hautreinigung nach jedem Stuhlgang. |

**Tab. 2.6 Bettlägerigkeit.** *(Forts.)*

| Pflegeprobleme | Pflegeziele | Pflegemaßnahmen |
|---|---|---|
| | | • Heilungsverlauf dokumentieren; dazu auch Fotos nach Einverständnis des Pflegebedürftigen erstellen.<br>• Bei Verzögerungen Behandlung umgehend anpassen.<br>• Angemessenes Schmerzmanagement organisieren. |

**Tab. 2.7 Kontraktur.**

| Pflegeprobleme | Pflegeziele | Pflegemaßnahmen |
|---|---|---|
| • Pflegebedürftiger leidet an verminderter Beweglichkeit des Sprunggelenks *(Kontraktur).* | • Pflegebedürftiger kann seinen gewohnten Tätigkeiten beschwerdefrei nachgehen.<br>• Die Verstärkung der Bewegungseinschränkung ist dauerhaft verhindert.<br>• Pflegebedürftiger ist schmerzfrei. | • Bewegungsübungen nach physiotherapeutischer Maßgabe mindestens dreimal täglich ausführen.<br>• Lagerung in Funktionsstellung bevorzugen.<br>• Lagerungswechsel nach Plan ausführen.<br>• Lagerungsplan mindestens einmal wöchentlich auf seinen Nutzen überprüfen (bei Bedarf umgehend).<br>• Mobilisation aus dem Bett vorzugsweise über den Stand ausführen.<br>• Bedeutung der Gelenkbeweglichkeit erklären und bei jedem Pflegekontakt zu aktiver Bewegung anhalten.<br>• Gelenke mindestens zweimal täglich auf wechselnde Beweglichkeit überprüfen und Befunde im Bewegungsplan berücksichtigen. |

**Tab. 2.8 Mangelnder Antrieb.**

| Pflegeprobleme | Pflegeziele | Pflegemaßnahmen |
|---|---|---|
| • Pflegebedürftiger hat keine Lust/Kraft sich zu bewegen. | • Pflegebedürftiger ist zu größerer Aktivität motiviert.<br>• Pflegebedürftiger nimmt an den bewegungsorientierten Gruppenangeboten teil.<br>• Pflegebedürftiger unternimmt einmal täglich einen Spaziergang für mindestens … Minuten in Begleitung eines ehrenamtlichen Helfers.<br>• Die aktuelle Bewegungsfähigkeit bleibt erhalten. | • Unmittelbar nach dem Auftreten des Problems die Gründe dafür eruieren.<br>• Pflegebedürftigen bei jedem Pflegekontakt zur Aktivität ermutigen.<br>• Ausreichendes Schmerzmanagement sicherstellen.<br>• Erforderliche Hilfsmittel innerhalb von … Tagen beschaffen und den Pflegebedürftigen in die Benutzung einweisen.<br>• Täglich dafür Sorge tragen, dass der Pflegebedürftige zur Morgentoilette aufsteht und sich ankleidet.<br>• Zur Teilnahme an den Mahlzeiten in Gemeinschaft animieren, ggf. in den Speisesaal begleiten.<br>• Pflegebedürftigen über das vorhandene Gruppenangebot im Haus informieren; Transport organisieren.<br>• Nach Absprache mit dem Arzt Physiotherapie organisieren. |

**Tab. 2.9 Rollstuhlpflicht.**

| Pflegeprobleme | Pflegeziele | Pflegemaßnahmen |
|---|---|---|
| • Der Pflegebedürftige ist dauerhaft auf den Rollstuhl angewiesen | • Pflegebedürftiger ist in die Funktion und Bedienung des Rollstuhls eingewiesen und kann ihn sachgerecht nutzen. | • Unmittelbar nach dem Eintreten der Rollstuhlpflicht das Hilfsmittel in Absprache mit dem Arzt organisieren.<br>• Mit dem Orthopädietechniker die Ausstattung zur Reduktion des Dekubitusrisikos besprechen.<br>• Mindestens zweimal täglich sorgfältige Kontrolle aller gefährdeten Hautbezirke auf Veränderungen.<br>• Mindestens zweimal täglich ausgiebige Hautpflege der gefährdeten Bereiche. |

**Tab. 2.9 Rollstuhlpflicht.** *(Forts.)*

| Pflegeprobleme | Pflegeziele | Pflegemaßnahmen |
|---|---|---|
| | • Pflegebedürftiger ist in der Lage, sich problemlos in seiner Umgebung zu bewegen.<br>• Pflegebedürftiger unterhält befriedigende soziale Kontakte.<br>• Pflegebedürftiger ist vor Folgen seiner Teilimmobilität geschützt. | • Einstellung der Fußstützen so wählen, dass die Oberschenkel großflächig auf dem Sitz ruhen und die Füße im 90°-Winkel stehen.<br>• Bei Aufenthalten in der Einrichtung und nach Absprache mit dem Pflegebedürftigen Sitzzeit im Rollstuhl auf maximal … Stunden begrenzen, dann einen Transfer ins Bett durchführen.<br>• Ungehinderte Ausscheidung sicherstellen durch Verwendung eines behindertengerechten Badezimmers bzw. bedarfsgerechter Assistenz.<br>• Zu Spazierfahrten motivieren, dazu ehrenamtlichen Helfer als Begleiter organisieren.<br>• Mindestens einmal wöchentlich den Reifendruck des Rollstuhls kontrollieren. |

**Tab. 2.10 Gangunsicherheit.**

| Pflegeprobleme | Pflegeziele | Pflegemaßnahmen |
|---|---|---|
| • Pflegebedürftiger benötigt Unterarmgehstützen. | • Pflegebedürftiger steigert mit dem Hilfsmittel seine Mobilität.<br>• Pflegebedürftiger kann sicher gehen.<br>• Pflegebedürftiger ist vor Stürzen geschützt.<br>• Pflegebedürftiger kann das Hilfsmittel sicher anwenden und akzeptiert es. | • Hilfsmittel unmittelbar nach dem Auftreten des Problems organisieren.<br>• Gehstützen exakt an die Körperlänge des Pflegebedürftigen anpassen.<br>• Pflegebedürftigen innerhalb der ersten … Tage in die Benutzung der Gehstützen einweisen.<br>• Pflegebedürftigen innerhalb der ersten … Tage bei den Gehversuchen begleiten; insbesondere beim Treppensteigen; ggf. physiotherapeutische Schulung veranlassen.<br>• Für Spaziergänge außerhalb des Hauses im Winter Gehstützen mit Spikes ausstatten (lassen).<br>• Sofort nach dem Auftreten des Problems die Ursachen eruieren. |

2

**Tab. 2.10 Gangunsicherheit.** *(Forts.)*

| Pflegeprobleme | Pflegeziele | Pflegemaßnahmen |
|---|---|---|
| • Pflegebedürftiger leidet unter Gangunsicherheit. | • Die Ursache der Gangunsicherheit erfährt eine angemessene Behandlung.<br>• Pflegebedürftiger erhält Hilfsmittel, die seine Sicherheit erhöhen.<br>• Pflegebedürftiger wendet die Hilfsmittel zur Steigerung seiner Gehfähigkeit sachgerecht an und akzeptiert sie.<br>• Die Mobilität des Pflegebedürftigen ist sichergestellt.<br>• Pflegebedürftiger ist vor Stürzen geschützt. | • Zusammenhang zwischen Schwindel und Arzneimittelgabe überprüfen.<br>• Beim Einsetzen der Schwindelgefühle sofort Blutdruck messen, Ergebnisse dokumentieren und dem Arzt mitteilen.<br>• Konsultation des Arztes organisieren, ggf. Begleitservice zur Verfügung stellen.<br>• Innerhalb von ... Tagen angemessene Hilfsmittel (z. B. Rollator) in Abhängigkeit vom Bedarf des Pflegebedürftigen beschaffen (lassen).<br>• Kontinuierliche Beobachtung, ob sich die Unsicherheit im Tagesverlauf verändert und in welchen Zeiten sie besonders ausgeprägt ist.<br>• Pflegebedürftigen bei jedem pflegerischen Kontakt zur Bewegung ermutigen, dabei das aktuelle Befinden berücksichtigen.<br>• Pflegebedürftigen bitten, längere Strecken nicht allein zu bewältigen. Fachkundige Begleitung sicherstellen.<br>• Klingel zur Benachrichtigung der Pflegekräfte in Reichweite legen.<br>• Angemessene Frequenz der Toilettenbesuche sicherstellen.<br>• Morgens in verminderter Geschwindigkeit aufstehen. Zunächst im Bett aufsetzen (lassen), dann an die Bettkante rutschen und dann in den Stand gelangen bzw. in den Rollstuhl transferieren. Währenddessen das Befinden fortlaufend beobachten.<br>• Gesamtes Bewegungsprogramm exakt auf die Fähigkeiten des Pflegebedürftigen zuschneiden; Überforderung und extreme Ermüdung unbedingt vermeiden. |

**Tab. 2.11 Eingeschränkte Beweglichkeit des Oberkörpers und der oberen Extremitäten.**

| Pflegeprobleme | Pflegeziele | Pflegemaßnahmen |
|---|---|---|
| • Pflegebedürftiger kann seine Arme nicht anheben. | • Pflegebedürftiger hat Hilfsmittel zur Verfügung, seine Einschränkung zu kompensieren, und wendet diese sachgerecht an.<br>• Pflegebedürftiger trainiert die Kraft in seinen Armen.<br>• Pflegebedürftiger erhält seine aktuelle Bewegungsfähigkeit.<br>• Pflegebedürftiger bleibt im Rahmen seiner Möglichkeiten selbstständig. | • Beim Auftreten des Problems Ausmaß der Einschränkung sorgfältig einschätzen und dokumentieren.<br>• Pflegebedürftigen während der Erhebung zu seiner Haltung befragen.<br>• Nach Maßgabe der Physiotherapeuten mindestens zweimal täglich Übungen zur Kräftigung der Muskulatur ausführen lassen.<br>• Pflegebedürftigen mehrmals täglich zur zusätzlichen selbstständigen Übung motivieren.<br>• Assistenz bei der morgendlichen Toilette unter aktivierenden Gesichtspunkten durchführen.<br>• Gemeinsam mit dem Pflegebedürftigen festlegen, bei welchen Verrichtungen Hilfe notwendig ist, und die Assistenz konsequent auf diese Punkte beschränken.<br>• Entwicklung der Muskelkraft fortlaufend beobachten und in die …-wöchentliche Evaluation einbeziehen. |
| • Pflegebedürftiger leidet unter starkem Zittern. | • Pflegebedürftiger verfügt über Hilfsmittel, die ihm trotz des Zitterns ermöglichen, selbstständig zu essen, sich zu pflegen und zu kleiden. | • Zeitnah zur Entstehung des Problems eruieren, ob das Zittern im Tagesverlauf gleich bleibt, es in Abhängigkeit von der Medikamenteneinnahme auftritt, psychische Faktoren eine Rolle spielen könnten oder andere Umstände sich darauf auswirken.<br>• Tagesstruktur so umstellen, dass feinmotorische Tätigkeiten eher in einen Zeitraum mit weniger Tremor fallen.<br>• Mit dem Pflegebedürftigen den täglich auftretenden Unterstützungsbedarf bei den Aktivitäten klären und entsprechend dokumentieren. |

2

**Tab. 2.11 Eingeschränkte Beweglichkeit des Oberkörpers und der oberen Extremitäten.** *(Forts.)*

| Pflegeprobleme | Pflegeziele | Pflegemaßnahmen |
|---|---|---|
| | • Pflegebedürftiger ist über tageszeitliche Schwankungen der Beeinträchtigung informiert und stellt seine Aktivitäten darauf ab. | • Pflegebedürftigen für die nächsten ... Tage allein essen lassen, da der psychische Druck durch die Beobachtung im Speisesaal das Zittern deutlich verstärkt.<br>• Für die nächsten ... Tage einen Trinkbecher mit Deckel zur Verfügung stellen. Anschließend überprüfen, ob das Hilfsmittel noch erforderlich ist. |

**Tab. 2.12 Amputation, Prothese und Orthese.**

| Pflegeprobleme | Pflegeziele | Pflegemaßnahmen |
|---|---|---|
| • Pflegebedürftiger hat sich vor ... Tagen einer Unterschenkelamputation links unterzogen und ist nun aus dem Krankenhaus entlassen worden. | • Operationswunde verheilt komplikationsfrei.<br>• Stumpfhaut ist für das Tragen einer Prothese vorbereitet.<br>• Pflegebedürftiger akzeptiert die Prothesenversorgung und kann mit dem Hilfsmittel sinnvoll umgehen. | • Das bestehende Wundödem täglich mit Kurzzugbinden konisch wickeln.<br>• Operationswunde täglich inspizieren und bei Wundheilungsstörungen umgehend den Arzt informieren.<br>• Pflegebedürftigen bis zur Versorgung mit der Prothese in einem Rollstuhl mobilisieren.<br>• Stumpf morgens und abends mit einem trockenen Waschlappen frottieren.<br>• Wechselwarme Duschen einmal täglich durchführen.<br>• Stumpf mindestens zwei Stunden täglich unbedeckt lassen und dem Sonnenlicht aussetzen.<br>• Pflegebedürftigen zu Schmerzen befragen und ggf. erläutern welcher Mechanismus dem Phantomschmerz zugrunde liegt. Kontrollieren, ob der Pflegebedürftige die Informationen verstanden hat. |

**Tab. 2.12 Amputation, Prothese und Orthese.** *(Forts.)*

| Pflegeprobleme | Pflegeziele | Pflegemaßnahmen |
|---|---|---|
| | | • Schmerzbehandlung überwachen, dazu mindestens dreimal täglich die Schmerzintensität erfragen und dokumentieren sowie die Medikation nach festem Schema verabreichen.<br>• Bei unzureichender Schmerzlinderung eine Änderung der Dosierung bzw. veränderte Kombination der Präparate besprechen.<br>• Stimmungsschwankungen des Pflegebedürftigen aufgrund des veränderten Körperbilds bei jedem Pflegekontakt beobachten und beratend einwirken.<br>• Pflegebedürftigen in bedarfsabhängig geführten Beratungsgesprächen ermutigen, sich aktiv mit dem Verlust des Körperteils und dem Unterstützungsbedarf durch eine Prothese auseinanderzusetzen.<br>• Unterstützung bei den täglichen Aktivitäten nach aktivierendem Prinzip.<br>• Vom Orthopädietechniker angemessene Prothese morgens fachgerecht anlegen und zur Nacht ausziehen.<br>• Physiotherapeutische Gehschule …-mal pro Tag weiterführen und dabei den Pflegebedürftigen zur Aktivität ermuntern und auf Fortschritte hinweisen.<br>• Behandlungsverlauf der kommenden … Monate bis zum Anpassen der endgültigen Prothese in Zusammenarbeit mit dem Pflegebedürftigen und anderen beteiligten Berufsgruppen planen. |

**Tab. 2.12 Amputation, Prothese und Orthese.** *(Forts.)*

| Pflegeprobleme | Pflegeziele | Pflegemaßnahmen |
|---|---|---|
| • Pflegebedürftiger hat unter seiner Oberschenkelprothese eine Druckstelle entwickelt. | • Druckstelle heilt in … Tagen ab.<br>• Amputationsstumpf ist während der Heilungsphase druckentlastet.<br>• Pflegebedürftiger ist schmerzfrei.<br>• Pflegebedürftiger bleibt dem Hilfsmittel gegenüber positiv gestimmt. | • Sachgerechte Wundversorgung in Abständen, die von der ärztlich angeordneten Wundauflage vorgegeben ist.<br>• Verlauf der Wundheilung kontinuierlich dokumentieren und bei Bedarf eine Änderung der Behandlungsstrategie mit der Wundexpertin und dem Arzt besprechen.<br>• Stumpf bei Bedarf täglich mit einem Kompressionsverband versorgen.<br>• Während der Zeit des Verzichts auf die Prothese den Amputationsstumpf nach physiotherapeutischer Maßgabe mindestens dreimal täglich aktiv bewegen lassen.<br>• Zweimal tägliche Abhärtung der Stumpfhaut durch Massagen mit einem trockenen Waschlappen, dabei Wundregion auslassen. |
| • Pflegebedürftiger muss wegen einer Verletzung des linken Sprunggelenks tagsüber eine Unterschenkelorthese tragen. | • Pflegebedürftiger ist über den Nutzen der Orthese informiert und kann das Hilfsmittel sinnvoll anwenden.<br>• Die Haut unter dem Hilfsmittel bleibt intakt.<br>• Pflegebedürftiger ist in der Lage, seinen gewohnten Aktivitäten im vollen Umfang nachzugehen. | • Morgens und abends ausgedehnte Hautpflege mit … am linken Unterschenkel.<br>• Fortlaufende Beobachtung der Schmerzsituation bei jedem Pflegekontakt und ggf. zeitnah eine Anpassung mit dem Arzt besprechen.<br>• Pflegebedürftigen zur selbstständigen Anlage der Orthese anleiten und darüber aufklären, dass sie stets beim Laufen zu tragen ist. Während des Schlafens (auch der Mittagspause) Orthese ausziehen.<br>• Fortlaufende Beobachtung ob die Orthese gut passt. Dazu Haut morgens und abends auf Druckstellen überprüfen. |

**Tab. 2.12 Amputation, Prothese und Orthese.** *(Forts.)*

| Pflegeprobleme | Pflegeziele | Pflegemaßnahmen |
|---|---|---|
| | | • Außerhalb des Hauses verwendete Orthese bei Verschmutzung mit Bürste und lauwarmem Wasser reinigen. |

**Tab. 2.13 Halbseitige Lähmung.**

| Pflegeprobleme | Pflegeziele | Pflegemaßnahmen |
|---|---|---|
| • Pflegebedürftiger leidet nach Schlaganfall an einer linksseitigen, armbetonten Hemiparese mit ausgeprägter Spastik. | • Pflegebedürftiger ist in der Lage, seine Bewegungseinschränkung zu kompensieren und im Rahmen seiner Möglichkeiten selbstständig zu agieren.<br>• Pflegebedürftiger lernt in den kommenden … Wochen, seine Oberbekleidung selbstständig anzulegen.<br>• Pflegebedürftiger lernt innerhalb von … Tagen, mit der Unterstützung durch einen (extralangen) Gehstock auf ebenen Flächen zu laufen. | • Zimmer des Pflegebedürftigen nach den Richtlinien des Bobath-Konzepts umgestalten.<br>• Pflegebedürftigen für alle Pflegehandlungen von der stärker betroffenen Seite aus kontaktieren.<br>• Zusammen mit Ergo- und Physiotherapeuten eine angemessene Auswahl an Hilfsmitteln zum Erhalt der Selbstständigkeit zusammenstellen.<br>• Pflegebedürftigen in die Handhabung der Hilfsmittel einweisen und im Verlauf engmaschig prüfen, ob er die Erklärungen verstanden hat und umsetzen kann.<br>• Pflege nach dem aktivierenden Prinzip gestalten und zusammen mit dem Pflegebedürftigen alle Aspekte des Unterstützungsbedarfs nennen.<br>• Täglich kontrollieren, ob der Pflegebedürftige mit dem gebotenen Maß der Hilfe zurechtkommt.<br>• Morgens und abends An- und Ausziehtraining ausführen. Dazu zunächst dem Pflegebedürftigen zeigen, wie die Kleidungsstücke zu greifen und welche Körperteile als erstes in die Kleidungsstücke einzuführen sind. |

2

**Tab. 2.13 Halbseitige Lähmung.** *(Forts.)*

| Pflegeprobleme | Pflegeziele | Pflegemaßnahmen |
|---|---|---|
| | • Pflegebedürftiger nimmt seine stärker betroffene Körperhälfte als zu ihm gehörig wahr und schützt sie vor Verletzungen. | • Informationen über leicht bedienbare Kleidungsstücke geben (z. B. Hemden mit weitem Ausschnitt und ohne Knöpfe) und Angehörige motivieren, solche Textilien rasch zu beschaffen.<br>• Information des Pflegebedürftigen über geeignete Schuhe (ohne Absatz; mit Schaft, der über das Sprunggelenk reicht; mit rutschfester Gummisohle; mit Klettverschluss) und Kontrolle, dass er diese Schuhe bei allen Gehversuchen trägt.<br>• Fortführung der physiotherapeutischen Gehschule mindestens ...-mal täglich für jeweils ... Minuten.<br>• Korrekte Verwendung des (extralangen) Gehstocks demonstrieren und im Verlauf kontrollieren, ob der Pflegebedürftige ihn so einsetzt, dass die Spastik sich nicht erhöht.<br>• In Ruhephasen spastiklindernde Lagerungen auf der Seite nach dem Bobath-Prinzip.<br>• Im Sitzen stärker betroffenen Arm stets vor dem Oberkörper so auf dem Tisch lagern, dass die Hand nicht abgeknickt ist.<br>• Bei allen Pflegekontakten beobachten, wie der Pflegebedürftige mit seinem Körper umgeht und ob er auch die Stellung der stärker betroffenen Seite bei seinen Aktivitäten berücksichtigt. |

**Tab. 2.14 Vermehrter Bewegungsdrang.**

| Pflegeprobleme | Pflegeziele | Pflegemaßnahmen |
|---|---|---|
| • Pflegebedürftiger leidet an einer Demenz vom Alzheimertyp und zeigt das Phänomen „ruheloses Umherlaufen". | • Pflegebedürftiger kann seinen Bewegungsdrang ausleben.<br>• Pflegebedürftiger ist vor Unfällen und Stürzen geschützt.<br>• Pflegebedürftiger ist davor geschützt, sich zu verlaufen.<br>• Pflegebedürftiger nimmt genügend Nahrung zu sich, um den Kalorienverbrauch durch die körperliche Aktivität kompensieren zu können.<br>• Pflegebedürftiger hält sein Körpergewicht. | • Pflegebedürftigen täglich nach dem Aufstehen mit locker sitzender Kleidung und stabilen Schuhen versehen.<br>• Stolperfallen und andere Risiken prinzipiell aus den zugänglichen Räumen fern halten. Einmal tägliche Kontrolle unter Sicherheitsaspekten durchführen.<br>• Zusammenhängende, übersichtliche und gut beleuchtete Gebäudeteile zum Begehen anbieten.<br>• Tagsüber kontinuierlich unzerbrechliche Teller mit Fingerfood entlang der Gehstrecken aufstellen.<br>• Durch detaillierte Beobachtung feststellen, welche Mengen der Pflegebedürftige zu sich nimmt.<br>• Pflegebedürftigem regelmäßig Getränke nach Geschmack während des Gehens anbieten.<br>• Täglich Trinkprotokoll führen.<br>• In ...-stündigen Abständen einen Gang auf die Toilette anbieten und ggf. beim Entkleiden sowie Anziehen helfen.<br>• Bei angemessenem Wetter Spaziergänge nach Belieben im Garten anbieten. Gegebenenfalls ehrenamtlichen Helfer zur Begleitung organisieren, um das Risiko des Weglaufens auszuschalten.<br>• Körpergewicht ...-tägig überprüfen um Anhaltspunkte für die Entwicklung des Ernährungszustands zu gewinnen. |

**Tab. 2.15 Fraktur.**

| Pflegeprobleme | Pflegeziele | Pflegemaßnahmen |
|---|---|---|
| • Der Pflegebedürftige hat eine komplette Unterschenkelfraktur li. durch einen Sturz erlitten und wurde vor … Tagen mit einer belastungsstabilen Osteosynthese versorgt. | • Pflegebedürftiger erhält ausreichend Schmerzmittel und ist schmerzfrei.<br>• Pflegebedürftiger ist mobil und kann mithilfe der Unterarmgehstützen sicher laufen.<br>• Die Wundheilung erfolgt primär und die Wunde ist reizlos.<br>• Der Knochen wächst problemlos zusammen. | • Linkes Bein während der Ruhepausen im Bett mittels Schiene hochlagern.<br>• Kühlung nach ärztlicher Anordnung applizieren.<br>• Täglicher Verbandswechsel und Inspektion der Wunde auf Entzündungszeichen und Wundheilungsstörungen.<br>• Verabreichung der fest angeordneten Schmerzmittel sowie der Bedarfsmedikation bei NRR > 3.<br>• Täglich mindestens …-malige Überprüfung des Schmerzmanagements auf Wirksamkeit und ggf. Anpassung nach Rücksprache mit dem Arzt.<br>• Kontrolle, ob der Pflegebedürftige mit den Unterarmgehstützen sachgerecht umgehen kann und ob sie korrekt auf seine Körperlänge eingestellt sind, bei Beginn der Mobilisationsphase.<br>• Erfolg der physiotherapeutischen Gehschule bei Beginn der Mobilisationsphase überprüfen und Pflegebedürftigen beim ersten Gang begleiten (insbesondere Verhalten an Treppen beachten). |
| • Der Pflegebedürftige hat eine Unterarmfraktur re. durch Sturz erlitten und wurde bei korrekter Stellung des Frakturspalts vor … Tagen mit einem Gipsverband versorgt. | • Pflegebedürftiger ist schmerzfrei.<br>• Pflegebedürftiger kann seine Körperpflege weitgehend selbst erledigen.<br>• Pflegebedürftiger ist mit geeigneter Oberbekleidung (weite Ärmel) ausgestattet. | • Arm mit Gipsverband während des Liegens auf einem Kissen hochlagern.<br>• Verabreichung der fest angeordneten Schmerzmittel sowie der Bedarfsmedikation bei NRR > 3.<br>• Täglich mindestens …-malige Überprüfung des Schmerzmanagements auf Wirksamkeit und ggf. Anpassung nach Rücksprache mit dem Arzt.<br>• Anleitung des Pflegebedürftigen zur Erledigung von Selbstpflegetätigkeiten mit einer Hand zu Beginn der Gipsbehandlung. |

**Tab. 2.15 Fraktur.** *(Forts.)*

| Pflegeprobleme | Pflegeziele | Pflegemaßnahmen |
|---|---|---|
| | • Finger der rechten Hand bleiben beweglich und normal gefärbt.<br>• Schwellung am frakturierten Arm geht zurück. | • Täglich mindestens …-malige Kontrolle der Finger an der betroffenen Hand auf Farbe, Hauttemperatur und Schwellung. Bei Auffälligkeiten oder nicht unmittelbar durch die Fraktur verursachten Schmerzen umgehend den Arzt informieren. |

## 2.2.3 Vitale Funktionen aufrechterhalten können

**Definition**

**Vitale Funktionen aufrechterhalten können:** Feld der menschlichen Kompetenzen, das vor allem die Fähigkeiten umfasst, die Atmung, den Herzschlag, die Körpertemperatur zu regulieren. Diese Funktionen sind dem Willen weitgehend entzogen und setzen vor allem die Gesundheit der entsprechenden Organsysteme voraus.

Um die vitalen **Funktionen aufrechterhalten zu können,** benötigt ein gesunder Mensch nur wenig Unterstützung. Erkrankungen aber können schnell zur Beeinträchtigung wichtiger Organsysteme führen. So verursacht eine Infektion, bei der sich die Körpertemperatur erhöht, relativ leicht eine hohe Belastung für das Herz. Herzerkrankungen können ihrerseits die Atmung erschweren und zahlreiche Lungenerkrankungen mindern ganz unmittelbar die Pumpfunktion des Herzens.

Die Stabilität vitaler Funktionen ist eng mit der Bewegungsfähigkeit des Menschen verknüpft (▶ Kap. 2.2.2). Bereits kurzfristige Immobilisierung kann eine Lungenentzündung (*Pneumonie*) verursachen. Länger dauernde Bewegungseinschränkungen wirken sich negativ auf die Leistungsfähigkeit des Herz-Kreislauf-Systems aus. Die daraus entstehenden Schäden sind im Extremfall nicht rückgängig zu machen.

Auf dem Gebiet der Sicherung und Überwachung von Vitalfunktionen überschneiden sich ärztliche und pflegerische Aufgaben stark. Pflegende sind in diesem Punkt überwiegend auf Anordnungen angewiesen, die sowohl den Überwachungsrhythmus vorgeben, wie auch die möglichen therapeutischen Interventionen. Andererseits sind Pflegende auch aufgerufen, selbstständig Beobachtungen anzustellen, sie z. B. durch Temperatur-, Puls- und Blutdruckkontrollen zu überprüfen und dann den Arzt von den erhobenen Befunden in Kenntnis zu setzen.

In ihre Kompetenz fallen auch die Verabreichung von Arzneimitteln, die Kontrolle der regelmäßigen selbstständigen Einnahme sowie die Beobachtung der erwünschten und unerwünschten Wirkungen.

Im Laufe des Lebens sinkt die Fähigkeit des Menschen, seine Vitalzeichen auch unter ungünstigen Bedingungen stabil zu halten. Die Widerstandsfähigkeit gegenüber schwankenden Temperaturen in der Umgebung nimmt ab, die allgemeine Leistungsfähigkeit schwindet, sodass die Betroffenen sich in stärkerem Maße vor solchen widrigen Einflüssen schützen müssen. Es ist eine Aufgabe der Pflegenden, diese Bedingungen im Auge zu behalten und bei Bedarf Assistenz zu leisten bzw. beratend tätig zu werden (▶ Tab. 2.16, ▶ Tab. 2.17, ▶ Tab. 2.18, ▶ Tab. 2.19, ▶ Tab. 2.20).

**Tab. 2.16 Veränderungen der Atmung.**

| Pflegeprobleme | Pflegeziele | Pflegemaßnahmen |
|---|---|---|
| • Pflegebedürftiger leidet an Husten. | • Der akut aufgetretene Husten bessert sich innerhalb von ... Tagen.<br>• Pflegebedürftiger kann das Atemwegssekret selbstständig abhusten.<br>• Pflegebedürftiger kommt in der Nacht ausreichend zur Ruhe.<br>• Pflegebedürftiger nimmt ausreichend Flüssigkeit zu sich, um das Sekret in der Lunge mobilisieren zu können. | • Pflegebedürftigen ...-mal täglich nach dem Befinden und der Qualität des Hustens befragen.<br>• Abgehustetes Sekret ...-mal täglich begutachten und Farbe, Geruch, Konsistenz sowie Beimengungen beurteilen.<br>• Nach Rücksprache mit dem Arzt einmal täglich für jeweils 15 Minuten warme Brustwickel auflegen (z.B. Kartoffeln, Quark).<br>• Inhalation mit Kochsalzlösung ...-mal täglich herrichten und ggf. dabei assistieren.<br>• Pflegebedürftigen anhalten mindestens ... Liter täglich zu trinken.<br>• Pflegebedürftigen zur Sekretlösung mit hustenanregenden Atemtechniken vertraut machen und täglich mindestens ...-mal ausführen lassen.<br>• ...-mal täglich sekretmobilisierende Lagerungen herstellen und für insgesamt 15 Minuten beibehalten lassen. |
| • Pflegebedürftiger hat eine Lungenentzündung | • Die Lungenentzündung geht innerhalb von ... Tagen deutlich zurück.<br>• Pflegebedürftiger atmet ausreichend. | • Siehe Husten (▶ Tab. 2.16)<br>• Befinden des Pflegebedürftigen (v.a. Puls, Blutdruck, Temperatur, Ausscheidungen, subjektives Krankheitsgefühl) mindestens dreimal täglich sowie während der Pflegekontakte überprüfen und Ergebnisse dokumentieren. |

**Tab. 2.16 Veränderungen der Atmung.** *(Forts.)*

| Pflegeprobleme | Pflegeziele | Pflegemaßnahmen |
|---|---|---|
| | • Pflegebedürftiger hustet das Lungensekret ab.<br>• Die Körpertemperatur liegt im Normbereich.<br>• Pflegebedürftiger kann seine körperlichen Ressourcen erhalten und das Allgemeinbefinden bessert sich. | • Pflegebedürftigen anleiten, das Sputum in ein Einmaltuch zu spucken und sofort in einen Abfallbeutel zu entsorgen.<br>• Sauerstoff nach Anordnung verabreichen und stündlich überwachen.<br>• Je nach Schwere der Erkrankung prophylaktische Maßnahmen in sinnvollen Abständen durchführen.<br>• Unterstützung bei der Körperpflege morgens und abends.<br>• Fenster des Krankenzimmers ...-mal täglich weit zum Lüften öffnen. |
| • Pflegebedürftiger leidet an akuter Atemnot. | • Die Atembeschwerden bessern sich innerhalb von … Minuten.<br>• Pflegebedürftiger fühlt sich trotz der Angst aufgrund der Atemnot gut betreut.<br>• Pflegebedürftiger ist ausreichend mit Sauerstoff versorgt.<br>• Pflegebedürftiger kann sinnvolle Techniken zur Atemunterstützung einsetzen.<br>• Pflegebedürftiger erhält seine körperliche Leistungsfähigkeit auf dem aktuellen Stand. | • In Abhängigkeit von der Massivität des Anfalls Alarm auslösen, ggf. Notarzt rufen.<br>• Beim Pflegebedürftigen bleiben.<br>• Ruhig und besonnen agieren; Hektik vermeiden.<br>• Bedarfsmedikation verabreichen.<br>• Pflegebedürftigen in Oberkörperhochlage bringen und Arme sowie Schultergürtel unterlagern.<br>• Kutschersitz einnehmen lassen.<br>• Oberbekleidung öffnen.<br>• Fenster öffnen.<br>• Pflegebedürftigen zur dosierten Lippenbremse anleiten.<br>• Sauerstoff verabreichen.<br>• Sekret aus der Lunge absaugen.<br>• Vitalzeichen engmaschig überprüfen.<br>• Verlegung in ein Krankenhaus veranlassen. |

2

**Tab. 2.17 Veränderungen der Herzfunktion.**

| Pflegeprobleme | Pflegeziele | Pflegemaßnahmen |
|---|---|---|
| • Pflegebedürftiger ist aufgrund einer Herzinsuffizienz nur sehr wenig belastbar. | • Pflegebedürftiger ist über die Probleme der Erkrankung informiert und agiert mit Rücksicht auf seinen verringerten Aktionsradius.<br>• Pflegebedürftiger nimmt selbstständig Körperpositionen, die die Herzarbeit und die Atmung günstig beeinflussen. | • Siehe Atemnot (▸ Tab. 2.16)<br>• Vitalzeichen des Pflegebedürftigen ...-stündlich überwachen.<br>• Befinden des Pflegebedürftigen bei jedem Pflegekontakt erfragen.<br>• Bei Appetitlosigkeit Wunschkost anbieten; ggf. für ... Tage ein Ernährungsprotokoll führen.<br>• Mehrere kleine Mahlzeiten anstelle der Hauptmahlzeiten vorbereiten.<br>• Pflegebedürftigen anhalten, die verordnete Trinkmengenbeschränkung einzuhalten.<br>• Pflegebedürftigen täglich nach Stuhlgang befragen, ggf. Laxanzien nach ärztlicher Anordnung verabreichen und Wirkung beobachten.<br>• In Abhängigkeit von der Massivität der Herzschwäche zu Bettruhe, eingeschränkter Bettruhe oder körperlicher Schonung veranlassen. Reaktion des Pflegebedürftigen auf Aktivität bei jedem Pflegekontakt beobachten.<br>• Körperpflege nach Bedarf und mindestens ...-mal täglich ggf. im Bett durchführen. |
| • Pflegebedürftiger erreicht mehrmals in der Woche extreme Blutdruckspitzen bis 230/120 mmHg. | • Der Blutdruck ist innerhalb von ... Minuten auf akzeptable Werte gesenkt.<br>• Pflegebedürftiger ist informiert und meldet sich, sobald er Kopfschmerzen, Schwin- | • Beim Vorliegen der Zeichen einer Blutdruckspitze Pflegebedürftigen sofort ins Bett gehen lassen.<br>• Oberkörper hoch lagern.<br>• Blutdruck messen.<br>• Bei systolischen Werten > 220 mmHg (Not-)Arzt benachrichtigen.<br>• Sofort angeordnete Bedarfsmedikation verabreichen.<br>• In ...-minütigem Abstand Blutdruck und Puls kontrollieren; Werte dokumentieren. |

**Tab. 2.17 Veränderungen der Herzfunktion.** *(Forts.)*

| Pflegeprobleme | Pflegeziele | Pflegemaßnahmen |
|---|---|---|
| | del, Sehstörungen, Unruhe und Übelkeit empfindet.<br>• Pflegebedürftiger nimmt seine verordnete Medikation zuverlässig ein.<br>• Folgeschäden sind zuverlässig verhindert. | • In krisenfreien Zeiten Pflegebedürftigen in die Selbstkontrolle des Blutdrucks sowie die korrekte Dokumentation einweisen und dazu anhalten, die Messung dreimal täglich durchzuführen.<br>• Krankheitseinsicht des Hypertonikers überprüfen; über die Folgen des dauerhaft erhöhten Blutdrucks aufklären.<br>• Langfristig eine Reduktion des Übergewichts, Raucherentwöhnung und Alkoholkarenz anstreben.<br>• Pflegebedürftigen über Entspannungstechniken informieren und dazu motivieren, sie zu erlernen und anzuwenden. |

**Tab. 2.18 Veränderungen der Körpertemperatur.**

| Pflegeprobleme | Pflegeziele | Pflegemaßnahmen |
|---|---|---|
| • Pflegebedürftiger hat Fieber. | • Die Körpertemperatur normalisiert sich innerhalb von ... Tagen.<br>• Pflegebedürftiger ist über die Notwendigkeit körperlicher Schonung informiert und hält tagsüber Ruhepausen von mindestens ... Stunden ein.<br>• Pflegebedürftiger akzeptiert Wadenwickel. | • Körper(kern)temperatur mindestens ...-mal täglich messen und dokumentieren.<br>• Auf der Fieberhöhe kühle Wadenwickel für jeweils eine Stunde anlegen; in dieser Zeit das Innentuch fünfmal neu in kaltes Wasser tauchen.<br>• Vor und nach den Wadenwickeln Blutdruck und Puls messen.<br>• Alternativ kühlende Körperwaschung (mit Pfefferminzzusatz) anbieten.<br>• Patienten zu körperlicher Schonung motivieren; ggf. Bettruhe einhalten lassen.<br>• Ausreichende Menge Flüssigkeit anbieten und auf die tatsächlich erfolgte Zufuhr achten (bevorzugte Geschmacksrichtungen zur Verfügung stellen). |

**Tab. 2.18 Veränderungen der Körpertemperatur.** *(Forts.)*

| Pflegeprobleme | Pflegeziele | Pflegemaßnahmen |
|---|---|---|
| | | • Bei jedem Pflegekontakt zum Trinken ermuntern und darauf achten, dass stets genügend Flüssigkeit in Griffweite steht.<br>• Bettwäsche mindestens …-mal täglich sowie bei Bedarf wechseln. |
| • Pflegebedürftiger ist unterkühlt. | • Körpertemperatur normalisiert sich innerhalb von … Stunden.<br>• Kritische Folgen sind wirksam ausgeschlossen.<br>• Künftig ist die Einwirkung der kalten Witterung auf den unzureichend bekleideten Pflegebedürftigen wirksam verhindert.<br>• Pflegebedürftiger ist darüber informiert, dass er sich angemessen kleiden muss, bevor er im Winter aus dem Haus geht.<br>• Die engmaschigere Kontrolle der Aktivitäten des Pflegebedürftigen ist sichergestellt. | • Körpertemperatur umgehend bestimmen wenn der Verdacht auf Unterkühlung besteht.<br>• Bei Bewusstseinsstörungen und veränderten Vitalfunktionen umgehend Transport in ein Krankenhaus veranlassen.<br>• Pflegebedürftigen langsam (maximal + 1 °C pro Stunde) passiv erwärmen.<br>• Raumtemperatur auf maximal 29 °C erwärmen.<br>• Heizdecken auflegen.<br>• Warme Getränke anbieten.<br>• Fortlaufend in …-minütigem Abstand Vitalzeichen kontrollieren, bis eine reguläre Körpertemperatur erreicht ist. |

**Tab. 2.19 Chronische Wunde.**

| Pflegeprobleme | Pflegeziele | Pflegemaßnahmen |
|---|---|---|
| • Pflegebedürftiger hat am linken Vorfuß ein Ulcus cruris arteriosum entwickelt, das seit … Monaten keine Heilungstendenz zeigt. | • Das Ulkus zeigt innerhalb von … Heilungstendenzen oder vergrößert sich zumindest nicht.<br>• Pflegebedürftiger ist über Strategien informiert, die den Blutfluss verbessern und wendet sie mehrmals täglich sowie bei Bedarf an.<br>• Das Ulkus ist sachgerecht behandelt. | • Unmittelbar nach der Feststellung des Problems umfassende Wunddokumentation anlegen.<br>• Art, Größe und Tiefe des Ulkus vermessen und dokumentieren.<br>• Behandlungsstrategie in Zusammenarbeit mit dem behandelnden Arzt und den Wundexperten entwickeln.<br>• Trockene Zehennekrose mit trockenem Mullverband polstern. Verbandswechsel alle … Tage.<br>• Ulkus nach der festgelegten Strategie reinigen.<br>• Wunddébridement durchführen (lassen).<br>• Ausgewählte Wundabdeckung auflegen und Sekundärverband anlegen.<br>• Zehenzwischenräume sorgfältig trocknen und sterile Kompressen einlegen.<br>• Verbandswechsel in dem vom Wundprodukt vorgegebenen Intervall ausführen.<br>• Pflegebedürftigen zur Vorsicht motivieren.<br>• Pflegebedürftigen informieren, dass eine Tieflagerung der Beine tendenziell die Durchblutung und damit die Heilungschancen verbessert.<br>• Pflegebedürftigen informieren, dass sitzende Positionen einen Knick der beinversorgenden Arterien in der Leiste hervorrufen und deshalb ungünstig sind.<br>• Veränderungen der Wunde im Lauf der Behandlung bei jedem Verbandswechsel begutachten.<br>• Im Zuge der Verbandswechsel sorgfältige Pflege der umgebenden Haut<br>• Bei Stagnieren der Wundheilung ggf. eine Anpassung der Therapie erwägen (im gesam- |

2

2

Tab. 2.19 **Chronische Wunde.** *(Forts.)*

| Pflegeprobleme | Pflegeziele | Pflegemaßnahmen |
|---|---|---|
| | | ten behandelnden Team abstimmen).<br>• Zur Sicherung der Restdurchblutung Pflegebedürftigen anleiten, einschnürende Kleidung und enge Schuhe unbedingt zu vermeiden.<br>• Professionelle Fußpflege engagieren (lassen).<br>• Beine und Füße beständig warm halten.<br>• Flüssigkeitszufuhr nach Absprache mit dem Arzt und unter Berücksichtigung der begleitenden Erkrankungen steigern. |
| • Pflegebedürftiger hat aufgrund einer massiv ausgeprägten CVI am linken Unterschenkel ein Gamaschenulkus entwickelt. | • Das Ulkus ist sachgerecht behandelt.<br>• Pflegebedürftiger erhält eine wirksame Kompressionsbehandlung an beiden Beinen und ist über ihre günstige Wirkung auf die Wunde informiert.<br>• Pflegebedürftiger lagert in Ruhephasen die Beine hoch.<br>• Pflegebedürftiger kennt die günstige Wirkung von Bewegung und steigert seine Aktivität im Rahmen seiner Möglichkeiten. | • Siehe Details der Wundbehandlung beim Ulcus cruris arteriosum (▶ Tab. 2.19).<br>• Konsequente Kompressionstherapie mit Kurzzugbinden; bei jedem Verbandswechsel erneuern.<br>• Alternativ: maßgefertigte Kompressionsstrümpfe in mehrlagiger Ausführung und der angeordneten Kompressionsstufe anlegen.<br>• Pflegebedürftigen motivieren, die Beine in Ruhephasen hochzulagern, um den venösen Rückstrom zu verbessern.<br>• Pflegebedürftigen im Zuge eines umfassenden Beratungsgesprächs motivieren, regelmäßig eine Gruppe für Venengymnastik bzw. Gefäßsport zu besuchen.<br>• In Absprache mit dem Arzt Lymphdrainage organisieren. |

| Tab. 2.20 Schmerzen. | | |
|---|---|---|
| **Pflegeprobleme** | **Pflegeziele** | **Pflegemaßnahmen** |
| • Pflegebedürftiger leidet aufgrund einer rheumatoiden Arthritis an chronischen Schmerzen (bis NRR ≤8). | • Das Behandlungsmanagement vermindert die Schmerzen zumindest bis zu einem erträglichen Grad.<br>• Pflegebedürftiger verfügt über persönliche Strategien zur Beeinflussung des Schmerzempfindens und wendet sie an.<br>• Die Grunderkrankung ist optimal behandelt.<br>• Pflegebedürftiger verfügt über Hilfsmittel, die seine Selbstständigkeit steigern und wendet sie sachgerecht an.<br>• Pflegebedürftiger ist mit dem Therapieplan vertraut und weiß, dass er sich rechtzeitig melden muss, damit die Bedarfsmedikation volle Wirkung entfalten kann. | • Pflegerische Anamnese der Schmerzentwicklung und der bisher durchgeführten Behandlung bei Aufnahme erheben.<br>• Das persönliche Schmerzkonzept des Pflegebedürftigen erfragen.<br>• Pflegebedürftigen fragen, wie zufrieden er mit dem aktuellen Behandlungsschema ist.<br>• Vorbehalte gegen Schmerzmittel erheben.<br>• Falls nicht bereits geschehen, Pflegebedürftigen über den Nutzen eines Schmerztagebuchs sowie die korrekte Führung dieser Dokumentation informieren und dazu motivieren, sie zuverlässig täglich auszufüllen.<br>• Tageszeitliche Schwankungen der Schmerzstärke erheben und die Tagesstruktur darauf ausrichten.<br>• Arzneimittel eine halbe Stunde vor dem Aufstehen verabreichen, um die Bewegungen zu erleichtern.<br>• Alle ... Wochen das aktuelle Befinden mit dem Behandlungsschema abgleichen und ggf. zusammen mit dem Arzt Anpassungen vornehmen.<br>• Pflegebedürftigen auf die Möglichkeiten der Begleittherapie aufmerksam machen und dazu motivieren, attraktiv scheinende Strategien auszuprobieren.<br>• Hilfsmittel-Ausstattung mit den aktuellen Bedürfnissen abgleichen und ggf. Anpassungen vornehmen. |

2

| Tab. 2.20 Schmerzen. *(Forts.)* | | |
|---|---|---|
| **Pflegeprobleme** | **Pflegeziele** | **Pflegemaßnahmen** |
| | • Der Pflegebedürftige ist wirksam vor einer zusätzlichen Beschädigung der betroffenen Gelenke geschützt. | • Unterstützung bei den Alltagsaktivitäten liefern, dabei vor allem auf den Schutz der Fingergelenke und die mangelnde Kraftentfaltung Rücksicht nehmen. |

## 2.2.4 Sich pflegen können

### Definition

**Sich pflegen können:** Feld der menschlichen Kompetenzen, das vor allem die Fähigkeit umschließt, den Bedürfnissen des Körpers, kulturell verankerten Anforderungen und hygienischen Regeln nachzukommen.

Das Bedürfnis, den eigenen Körper **zu pflegen,** ist in hohem Maße von kulturell verankerten Vorstellungen bestimmt. Weltweit betrachtet fassen Menschen sehr unterschiedliche Techniken unter dem Begriff Körperpflege zusammen. In Mitteleuropa gehören dazu

- Hautreinigung mit Wasser und waschaktiven Substanzen,
- Reinigung der Mundhöhle, der Zähne, der Augen und Ohren,
- Haarpflege, zu der das Frisieren ebenso gehört wie die Entfernung störender Haare aus dem Gesicht oder von anderen Teilen des Körpers,
- Nagelpflege,
- Hautpflege zur Unterstützung ihrer natürlichen Funktion und Geschmeidigkeit mit geeigneten Präparaten,
- Schminken und Auftragen duftender Präparate, z. B. Parfüms, Deodoranzien und Aftershaves.

Doch auch hierzulande unterscheiden sich die Bedürfnisse bezüglich der Körperpflege erheblich. Seit einigen Jahrzehnten ist es fast flächendeckend üblich, täglich ein Duschbad zu nehmen. Der Geruch von Schweiß gilt als abstoßend und wird als Zeichen von Verwahrlosung gewertet. Ältere Menschen sind hingegen häufig noch unter Umständen aufgewachsenen, in denen die Erwärmung der nötigen Wassermenge mit erheblichem Aufwand verbunden war und deshalb lediglich einmal in der Woche unternommen wurde. Sie haben sich nicht selten eine sparsamere Haltung bewahrt und duschen nur am Wochenende, behelfen sich bei der Morgentoilette an den anderen Tagen hingegen mit der Benutzung von Waschlappen am Waschbecken.

Pflegende nehmen auf solche Gewohnheiten unbedingt Rücksicht und eruieren sie im Zuge der Pflegeanamnese. Es verbietet sich von allein, persönliche Hygienevorstellungen als allgemein verbindlich anzusehen und den Versuch zu unternehmen, anders handelnde Menschen davon zu überzeugen. Solange sich aus den persönlichen Pflegegewohnheiten kein massives Krankheitsrisiko ergibt, sind die Gewohnheiten der Pflegebedürftigen in jedem Fall zu respektieren.

Es gehört auch zu den Aufgaben der Pflegenden, im Zuge der Körperpflege auf Veränderungen an der Haut und ihren Anhangsgebilden zu achten, um dort sichtbare Krankheitsprozesse frühzeitig zu entdecken und eine entsprechende Behandlung anzustoßen (▶ Tab. 2.21, ▶ Tab. 2.22, ▶ Tab. 2.23, ▶ Tab. 2.24).

**Tab. 2.21 Hautpflege.**

| Pflegeprobleme | Pflegeziele | Pflegemaßnahmen |
|---|---|---|
| • Pflegebedürftiger benötigt aufgrund seiner Immobilität täglich mindestens eine Körperganzwäsche im Bett. | • Pflegebedürftiger fühlt sich wohl und nach seinen hygienischen Vorstellungen gepflegt.<br>• Die Haut bleibt dauerhaft infektionsfrei.<br>• Die Haut bleibt geschmeidig und unverletzt.<br>• Wünsche des Pflegebedürftigen sind berücksichtigt.<br>• Pflegebedürftiger kann zunehmend eigenständig Aufgaben bei der Körperpflege übernehmen | • Raumtemperatur vor dem Aufdecken auf ein angenehmes Niveau bringen.<br>• Intimsphäre durch die Verwendung spanischer Wände wahren.<br>• Individuelle Wünsche bezüglich der Körperpflege berücksichtigen.<br>• Gewohnte Waschpräparate verwenden.<br>• Tagesstruktur des Pflegebedürftigen berücksichtigen, z. B. nachmittags waschen.<br>• Hautfalten besonders sorgfältig trocknen.<br>• Während der Wäsche täglich die gesamte Körperoberfläche auf Veränderungen kontrollieren.<br>• Kompetenzen des Pflegebedürftigen berücksichtigen und Eigenaktivität fördern.<br>• Haut nach jeder Wäsche mit dem gewünschten oder medizinisch indizierten Präparat eincremen.<br>• Abfolge der Ganzkörperwäsche nach den Bedürfnissen des Pflegebedürftigen richten und dabei hygienische Erfordernisse beachten.<br>• Art der Ganzwaschung je nach Bedarf belebend, beruhigend oder auf die Körpererfahrung gerichtet ausführen. |

2

**Tab. 2.21 Hautpflege.** *(Forts.)*

| Pflegeprobleme | Pflegeziele | Pflegemaßnahmen |
|---|---|---|
| • Pflegebedürftiger verweigert das Waschen. | • Gründe für die Ablehnung sind geklärt.<br>• Pflegebedürftiger ist über den Sinn regelmäßiger Pflegemaßnahmen aufgeklärt.<br>• Pflegebedürftiger kann seine eigenen Vorstellungen von der Körperpflege umsetzen.<br>• Pflegebedürftiger fühlt sich akzeptiert. | • Pflegebedürftigen nicht zu Handlungen zwingen, die ihm nicht behagen.<br>• In einem passenden Moment (individuell bestimmen) ausgedehntes Gespräch über die Körperpflege führen. Eruieren, aus welchen Gründen die Ablehnung besteht.<br>• Wünschen des Pflegebedürftigen so weit wie möglich entgegenkommen.<br>• Pflegebedürftigen über die Folgen mangelnder Körperreinigung informieren.<br>• Gleichgeschlechtliche Pflege ermöglichen.<br>• Bei dem Verdacht auf eine psychische Erkrankung umgehend den behandelnden Arzt zurate ziehen.<br>• Häufigkeit des Waschens auf die Bedürfnisse des Betroffenen einstellen.<br>• Hilfsmittel zur Verfügung stellen und erklären, die größere Selbstständigkeit bei der Körperpflege ermöglichen. |
| • Pflegebedürftiger klagt über Juckreiz. | • Ursache des Juckreizes (Allergie?) ist identifiziert.<br>• Die auslösenden Stoffe sind vermieden.<br>• Juckreiz verschwindet innerhalb der nächsten ... Tage.<br>• Die Haut bleibt dauerhaft intakt. | • Haut sofort nach dem Auftreten des Phänomens sorgfältig inspizieren, um Zeichen für eine mögliche Ursache zu finden.<br>• Kürzlich erfolgte Umstellung von Wasch- und Pflegepräparaten, Arzneimitteln sowie anderen Stoffen, die in Kontakt mit der Haut kommen, kritisch hinterfragen.<br>• Innerhalb von ... Tagen systematisch verschiedene mögliche Allergene ausschalten.<br>• Hautbelastungen für ... Tage durch verlängerte Pflegeintervalle vermeiden. |

**Tab. 2.21 Hautpflege.** *(Forts.)*

| Pflegeprobleme | Pflegeziele | Pflegemaßnahmen |
|---|---|---|
| | • Der Pflegebedürftige fühlt sich wohl. | • Listen der medizinischen Diagnosen und verabreichten Arzneimittel auf eine mögliche Ursache für den Juckreiz durchgehen.<br>• Für … Tage Körperreinigung mit kühlem Wasser ohne Waschzusatz durchführen.<br>• Synthetische Textilien durch z. B. Baumwolle ersetzen.<br>• Bei Gefahr des Kratzens Fingernägel besonders kurz schneiden.<br>• In Abstimmung mit dem Pflegebedürftigen für die Dauer des Juckreizes zur Nacht weiche Fausthandschuhe anziehen. |
| • Pflegebedürftiger hat im Laufe der vergangenen Woche eine Intertrigo in den Leistenfalten entwickelt. | • Intertrigo heilt in den kommenden … Tagen vollständig ab.<br>• Hautfalten sind über den gesamten Tag trocken.<br>• Eine Infektion mit Pilzen oder Bakterien ist vermieden. | • Bei der täglichen Ganzkörperwäsche Hautfalten sehr sorgfältig trocknen.<br>• Gefaltete Mullkompressen in die Hautfalten legen und …-mal täglich erneuern.<br>• Täglich …-mal die geschädigten Hautareale begutachten und den Heilungsverlauf dokumentieren.<br>• …-mal täglich geeignete Pflegecreme in dünner Schicht auf die Intertrigo geben.<br>• Lagerung …-mal täglich für jeweils … Minuten so gestalten, dass die Hautfalten belüftet sind.<br>• Bei Verzögerung des Heilungsverlaufs Konsultation eines Hautarztes anregen und Termin vereinbaren. |

2

**Tab. 2.22 Mundpflege.**

| Pflegeprobleme | Pflegeziele | Pflegemaßnahmen |
|---|---|---|
| • Pflegebedürftiger kann sich aufgrund allgemeiner Schwäche die Zähne nicht putzen. | • Durchgeführte Mundpflege entspricht den Vorstellungen des Pflegebedürftigen.<br>• Schleimhaut, Zunge, Zähne und Zahnfleisch sind intakt.<br>• Mundkrankheiten sind langfristig vermieden. | • Zähne nach Wunsch des Pflegebedürftigen und mindestens …-mal täglich putzen.<br>• Gewohnte Zahnbürste und -pasta verwenden.<br>• Schluckprobleme und Aspiration durch Absaugen der Spülflüssigkeit vermeiden.<br>• Zähne stets in der Technik „von rot nach weiß" putzen.<br>• Mundhöhle bei jedem Zähneputzen sorgfältig auf Schleimhautveränderungen begutachten. |
| • Pflegebedürftiger verwendet Zahnprothesen. | • Sicherer Sitz der Prothesen ist gewährleistet.<br>• Pflegebedürftiger kann mit den Zahnprothesen umgehen.<br>• Nahrungsaufnahme ist problemlos möglich.<br>• Die Auflageflächen der Prothesen im Mundraum sind frei von Schäden.<br>• Die Prothese ist dauerhaft frei von Belägen. | • Pflegebedürftigen die Prothese Tag und Nacht tragen lassen.<br>• Prothese nach jeder Nahrungsaufnahme gründlich abbürsten und erneut in den Mund geben.<br>• Zur Verbesserung des Sitzes gewohntes Haftpräparat auf die Kontaktstellen der Prothese geben.<br>• Für ausreichende Flüssigkeitszufuhr von … Liter täglich sorgen, damit die Mundschleimhaut feucht bleibt.<br>• Mundraum bei jeder Prothesenpflege auf Druckstellen überprüfen.<br>• Vor jeder Nahrungsaufnahme den korrekten Sitz der Prothese überprüfen. |
| • Pflegebedürftiger atmet überwiegend durch den Mund und ist von einer | • Mundschleimhaut ist dauerhaft intakt und frei von Borken. | • Mundhöhle mindestens …-mal täglich inspizieren.<br>• Spezielle Mundpflege mit Dexpanthenollösung alle … Stunden ausführen, dabei Beläge von der Mundschleimhaut entfernen. |

**Tab. 2.22 Mundpflege.** *(Forts.)*

| Pflegeprobleme | Pflegeziele | Pflegemaßnahmen |
|---|---|---|
| Austrocknung der Mundschleimhaut bedroht. | • Pflegebedürftiger weiß über die Bedeutung ausreichender Flüssigkeitszufuhr Bescheid und arbeitet daran mit, sie zu erreichen.<br>• Atemluft ist angefeuchtet. | • Für ausreichende Flüssigkeitszufuhr von mindestens … Liter pro Tag sorgen.<br>• Speichelproduktion fördern. Dazu Pflegebedürftigen …-mal täglich zuckerfreien Kaugummi kauen lassen/verdünnten Zitronensaft in den Mund geben.<br>• Angemessene Luftfeuchtigkeit in den Räumen herstellen, insbesondere während der Heizperiode. Dafür Gefäße aufstellen, aus denen Wasser verdunstet. |
| • Pflegebedürftiger leidet unter einem Soor an der Mundschleimhaut. | • Soor heilt innerhalb der nächsten … Tage ab.<br>• Unbeeinträchtigte Nahrungsaufnahme ist möglich.<br>• Pflegebedürftiger ist schmerzfrei. | • Spezielle Mundpflege tagsüber mindestens …-stündlich ausführen.<br>• Während der Mundpflege die Schleimhaut gründlich inspizieren, Heilungsverlauf feststellen und Befund dokumentieren.<br>• Speichelproduktion durch Sicherung einer ausreichenden Trinkmenge von mindestens … Liter täglich fördernd.<br>• Während des Bestehens der Infektion Kostplan auf weiche und wenig gewürzte Speisen umstellen. |
| • Lippen des Pflegebedürftigen sind trocken und rissig. | • Pflegebedürftiger kann seine Lippen schmerzfrei bewegen.<br>• Die Hautschäden bilden sich innerhalb der nächsten … Tage zurück. | • Täglich …-mal Lippenpflege mit Dexpanthenol-Salbe.<br>• Ausreichende Trinkmenge von mindestens … Liter täglich sicherstellen. |

2

**Tab. 2.23 Haarpflege.**

| Pflegeprobleme | Pflegeziele | Pflegemaßnahmen |
|---|---|---|
| • Pflegebedürftiger kann die Haarwäsche allein nicht durchführen. | • Pflegebedürftiger fühlt sich gepflegt und gut frisiert.<br>• Pflegebedürftiger gewinnt seine Fähigkeit zur selbstständigen Haarpflege innerhalb von … Tagen zurück.<br>• Pflegebedürftiger kann sich mit Anleitung selbst kämmen. | • Gewohnheiten und aktuelle Wünsche zur Haarpflege erfragen.<br>• Nach Bedürfnis des Pflegebedürftigen Haarwäsche in der Woche …-mal durchführen.<br>• Pflegemittel verwenden, die der Betroffene gewohnt ist. Angehörige mit der Besorgung beauftragen.<br>• Inspektion der Kopfhaut während der Wäsche gründlich durchführen.<br>• Haare nach der Wäsche fönen/lufttrocknen.<br>• Hausbesuch eines Friseurs organisieren. |
| • Pflegebedürftiger leidet an einem Befall durch Kopfläuse. | • Parasiten sind nach … Tagen zuverlässig vernichtet.<br>• Verbreitung auf andere Kontaktpersonen ist unterbunden. | • Haare nach den Richtlinien des Robert Koch-Instituts mit einem gegen die Parasiten wirksamen Arzneimittel behandeln; Einwirkzeit abwarten.<br>• Haare waschen und mit einem Läusekamm gründlich durchsuchen.<br>• Behandlung in den standardmäßig empfohlenen Abständen wiederholen. |
| • Pflegebedürftiger kann die Rasur allein nicht durchführen. | • Pflegebedürftiger empfindet sich als gut rasiert.<br>• Die haartragenden Hautareale sind intakt.<br>• Pflegebedürftiger erreicht in … Tagen die Fähigkeit, sich selbst zu rasieren. | • Rasur täglich morgens nach den Wünschen des Pflegebedürftigen (nass oder trocken) vornehmen.<br>• Faltige Areale bei der Nassrasur besonders sorgfältig behandeln, um Schnittverletzungen zu vermeiden.<br>• Gesicht nach der Nassrasur waschen und abtrocknen.<br>• Aftershave auftupfen (nach Wunsch des Pflegebedürftigen). |

Tab. 2.24 Nagelpflege.

| Pflegeprobleme | Pflegeziele | Pflegemaßnahmen |
|---|---|---|
| • Pflegebedürftiger kann die Nagelpflege allein nicht durchführen. | • Nägel sind gepflegt und haben eine angemessene Länge. | • Wöchentlich einmal die Länge der Nägel begutachten.<br>• Bei Bedarf die Nägel mithilfe einer Feile kürzen.<br>• Auf Wunsch des Pflegebedürftigen für das Nägelschneiden einen Nagelknipser verwenden. |
| • Pflegebedürftiger leidet an einem Nagelpilz der alle Nägel des rechten Fußes betrifft. | • Pilzerkrankung geht innerhalb der nächsten ... Wochen deutlich zurück.<br>• Nägel des rechten Fußes wachsen gesund nach. | • Umgehend den Arzt über die Infektion informieren und Therapievorschlag einholen.<br>• Füße ...-mal wöchentlich waschen und sorgfältig trocknen.<br>• Pflegebedürftigen über den Nutzen der Verwendung von Baumwollsocken sowie eines täglichen Sockenwechsels informieren; Maßnahme übernehmen oder kontrollieren.<br>• Täglich für mindestens ... Stunden Füße unbedeckt lassen.<br>• Heilungsverlauf durch ...-tägige Inspektion überwachen.<br>• Gegenstände, die mit dem Fuß in Kontakt gekommen sind, unmittelbar anschließend einer Desinfektion mit geeigneten Präparaten bzw. einer Reinigung unterziehen. |

## 2.2.5 Sich kleiden können

**Definition**

**Sich kleiden können:** Feld der menschlichen Kompetenzen, das die Fähigkeit betrifft, Kleidung anzulegen, die den klimatischen Bedingungen sowie gesellschaftlichen Anforderungen entspricht.

**Sich kleiden können** ist im weiteren Sinne ein Bestandteil der Kommunikationsfähigkeit (▶ Kap. 2.2.1). Schon seit Jahrtausenden verwenden Menschen Kleidung als Zeichen ihrer gesellschaftlichen Stellung und als Ausdruck der Zugehörigkeit zu kulturellen Gemeinschaften oder deren Untergruppen.

Ganz pragmatisch betrachtet, erfüllt die Kleidung zunächst nur eine Schutzfunktion. Wegen des evolutionsbedingten Verlusts der Körperbe-

2

haarung ist der Mensch auf Hilfsmittel angewiesen, um sich zuverlässig gegen Einflüsse der Witterung oder anderer Umweltbedingungen zu wappnen. Im Laufe der Zeit wurden zahlreiche Kleidungsstücke entwickelt, die den Sinn haben, die körperliche Bewegungsfreiheit möglichst wenig einzuschränken und den Körper gleichzeitig so gut wie möglich vor Auskühlung zu bewahren. Wesentlich ist das Mehrschichtprinzip, mit dem man zusätzlich zu den Eigenschaften der Textilfasern auch die dämmende Wirkung von Luftschichten nutzt. Der moderne Mensch trägt Unterwäsche, die aus Büstenhalter, Unterhemd, Unterhose und Socken sowie anderen, speziell designten Textilien bestehen kann. Darüber zieht man lange oder kurze Hosen, Röcke, Hemden, Blusen oder Pullover. Vor dem Verlassen der Wohnung kann bei entsprechendem Wetter eine Jacke, ein Mantel oder regendichte Kleidung als dritte Schicht notwendig sein. Kopfbedeckungen sind nicht mehr allgemein üblich, aber in sehr verschiedener Ausführung noch häufig zu sehen. Die Füße bekleidet der mitteleuropäische Mensch mit Schuhen, deren Form er gewöhnlicherweise dem jeweiligen Zweck anpasst.
Die erhebliche Signalwirkung, die sich aus Form und Farbe der Kleidung ergibt, spiegelt sich in dem wichtigen Wirtschaftszweig zu dem die Modeindustrie sich entwickelt hat. Beim Tragen ihrer Produkte stehen nicht in erster Linie praktische Erwägungen im Vordergrund, sondern die Betonung der eigenen Persönlichkeit, die sich mithilfe bestimmter Marken oder der Machart von Textilien nonverbal vermitteln lässt. Kleidung spielt auch im Zusammenhang mit der Sexualität (▶ Kap. 2.2.10) eine große Rolle, denn sie lässt sich gezielt einsetzen, um die eigene Geschlechterrolle zu unterstreichen oder mögliche Sexualpartner aufmerksam zu machen.
Pflegende übernehmen wegen dieser extremen Wirkung eine diffizile Aufgabe, wenn sie Menschen bei der Auswahl und dem Anlegen der Kleidung unterstützen. Sie benötigen ausgedehnte Kenntnisse aus der Biografie, um Missgriffe zu vermeiden, wenn die Betroffenen sich nicht adäquat äußern können (▶ Tab. 2.25).

**Tab. 2.25 Probleme beim Ankleiden.**

| Pflegeprobleme | Pflegeziele | Pflegemaßnahmen |
|---|---|---|
| • Pflegebedürftiger kann aufgrund einer Bewegungseinschränkung seine Hose nicht selbstständig anziehen. | • Pflegebedürftiger erlernt in den kommenden … Tagen Techniken, mit deren Hilfe er die Einschränkung kompensiert. | • Pflegebedürftigen beim An- und Auskleiden geeignete Strategien zum Umgang mit seiner Hose demonstrieren und sie ihn Schritt für Schritt nachvollziehen lassen.<br>• In den folgenden … Tagen beobachten, ob der Pflegebedürftige die Technik beherrscht.<br>• Anschließend jeweils nach der Morgentoilette Hose |

**Tab. 2.25 Probleme beim Ankleiden.** *(Forts.)*

| Pflegeprobleme | Pflegeziele | Pflegemaßnahmen |
|---|---|---|
| | • Pflegebedürftiger ist seinen Wünschen entsprechend gekleidet. | griffbereit legen und Pflegebedürftigen das Anziehen selbst durchführen lassen.<br>• Fortschritte stets anerkennend kommentieren. |
| • Pflegebedürftiger ist wegen seiner demenziellen Erkrankung nicht in der Lage, die Funktion von Kleidungsstücken zu erkennen. | • Pflegebedürftiger ist den klimatischen Bedingungen und gesellschaftlichen Konventionen entsprechend gekleidet.<br>• Pflegebedürftiger akzeptiert die Unterstützung und fühlt sich wohl dabei. | • Täglich erneut über die Art der Kleidungsstücke informieren.<br>• Nach der Morgentoilette beim Ankleiden assistieren.<br>• Vor dem Zubettgehen beim Auskleiden assistieren.<br>• Tagsüber regelmäßig die Kleidung auf korrekten Sitz überprüfen.<br>• Bevor der Pflegebedürftige das Haus verlässt, stets kontrollieren, ob er entsprechend dem Wetter gekleidet ist, und ggf. Kleidungsstücke angemessen ergänzen. |
| • Pflegebedürftiger benötigt Hilfe beim Anlegen der Kompressionsstrümpfe. | • Kompressionsstrümpfe sind korrekt angezogen.<br>• Die Haut unter den Strümpfen ist gepflegt und geschmeidig.<br>• Pflegebedürftiger akzeptiert das Anlegen der Strümpfe.<br>• Die Beine sind frei von Einschnürungen und der Blutfluss läuft ungehindert. | • Hautpflege an den Unterschenkeln täglich noch vor dem Aufstehen durchführen.<br>• Pflegebedürftigen mit dem Gebrauch der Anziehhilfe vertraut machen und über … Tage kontrollieren, ob er den Umgang korrekt beherrscht.<br>• Dem Pflegebedürftigen die Kompressionsstrümpfe täglich vor dem Aufstehen anlegen.<br>• Kompressionsstrümpfe nach …-tägigem Gebrauch in die Wäsche geben.<br>• Faltenfreien Sitz der Strümpfe unmittelbar nach dem Anlegen und dann …-mal täglich überprüfen.<br>• Pflegebedürftigen …-mal täglich nach Missempfindungen befragen.<br>• Hautfarbe und Temperatur der Zehen …-mal täglich kontrollieren. |

## 2.2.6 Ausscheiden können

**Definition**

**Ausscheiden können:** Feld der menschlichen Kompetenzen, das die willentliche Entleerung von Blase und Darm umfasst. Dazu gehört auch die uneingeschränkte Funktion aller Organsysteme, die an der Ausscheidung beteiligt sind.



Alle Handlungen, die mit dem Thema **Ausscheiden können** zusammenhängen, unterliegen einem erheblichen Tabu. Babys kommen ohne Vorbehalte gegenüber Ausscheidungen auf die Welt. Der Ekel vor Stuhlgang und Urin ist das Ergebnis von Erziehung. Pflegende nehmen die Vorbehalte pflegebedürftiger Menschen trotzdem sehr ernst, denn auch wenn es sich um eine kulturell erworbene Eigenschaft handelt, wurzelt sie tief in der Psyche.

Das Tabu umfasst nicht nur die Vermeidung des Kontakts zu eigenen und fremden Fäkalien, sie umfasst auch den Vorgang der Ausscheidung selbst. Die meisten Menschen wollen während dieser Zeit allein und unbeobachtet sein. Daraus können sich Schwierigkeiten ergeben, denn weder in Krankenhäusern noch in allen Einrichtungen der Altenpflege erlauben die architektonischen Voraussetzungen eine Einzelunterbringung. Insbesondere die Benutzung eines Steckbeckens kann für die Betroffenen so belastend sein, dass sie Zeichen einer Obstipation entwickeln.

Im Zusammenhang mit der Ausscheidung kommt den Pflegenden zunächst eine beobachtende Rolle zu. Sie sollen Menschen, die kognitiv oder anderweitig an der selbstständigen Bewältigung dieser Lebensfunktion gehindert sind, dabei unter Wahrung der Intimsphäre assistieren. Zugleich müssen sie Stuhlgang und Urin bezüglich Menge und Beschaffenheit überprüfen. Viele Erkrankungen zeigen sich zuerst durch eine Veränderung dieser Stoffwechselprodukte, auffällig sind vor allem Farbveränderungen, die sich nicht durch genossene Nahrungsmittel erklären lassen, sowie Beimengungen wie Blut oder Eiter, die unbedingt auf eine Erkrankung hindeuten. Auch Schmerzen während der Ausscheidung sind ein Warnsignal.

Darüber hinaus nehmen Pflegende in diesem Zusammenhang eine beratende Funktion ein. Vor allem alte Menschen sind häufig massiv auf ihre Ausscheidung fokussiert. Viele haben die irrige Ansicht verinnerlicht, täglicher Stuhlgang sei die einzig gesunde Variante. Da sie nicht wissen, dass auch Abstände von drei Tagen durchaus im Normbereich liegen, greifen sie ohne Not zu Abführmitteln, die u. U. eine massive Stuhlverstopfung erst hervorrufen (▶ Tab. 2.26, ▶ Tab. 2.27, ▶ Tab. 2.28, ▶ Tab. 2.29, ▶ Tab. 2.30, ▶ Tab. 2.31).

**Tab. 2.26 Inkontinenz.**

| Pflegeprobleme | Pflegeziele | Pflegemaßnahmen |
|---|---|---|
| • Pflegebedürftiger ist nicht in der Lage, die Urinausscheidung willentlich zu steuern | • Pflegebedürftiger ist über sein Problem informiert und kann die Situation richtig einschätzen.<br>• Pflegebedürftiger verfügt über geeignete Hilfsmittel und kann angemessen mit ihnen umgehen.<br>• Pflegebedürftiger ist in der Lage, angstfrei soziale Kontakte in angemessener Weise zu pflegen.<br>• Pflegebedürftiger bietet ein gepflegtes Erscheinungsbild.<br>• Der Flüssigkeitshaushalt des Pflegebedürftigen ist ausgeglichen. | • Toilettengänge in individuell erforderlichen Abständen gewährleisten, ggf. dabei assistieren.<br>• Nach jeder Toilettenbenutzung sowie morgens und abends Intim- und Hautpflege durchführen.<br>• Pflegebedürftigen täglich zur Intim- und Hautpflege anleiten.<br>• Täglich Blasentraining nach dem individuell festgelegten Schema durchführen (v. a. bei Dranginkontinenz).<br>• Täglich Toilettentraining nach dem individuell erstellten Miktionsplan durchführen.<br>• Täglich Blasenklopftraining in …-stündlichen Abständen durchführen (bei Reflexinkontinenz).<br>• Pflegebedürftigen zur Unterstützung der Urinausscheidung tagsüber in …-stündlichen Abständen zur Ausübung der Bauchwandpresse anleiten (bei Überlaufinkontinenz).<br>• Pflegebedürftigen über Eigenschaften leicht bedienbarer Kleidung informieren; die Anschaffung entsprechender Textilien anregen und zu ihrer Benutzung motivieren.<br>• Täglich in …-stündlichen Abständen saugende Inkontinenzhilfsmittel wechseln.<br>• Täglich mehrmals das Erscheinungsbild des Pflegebedürftigen begutachten und dem Pflegebedürftigen darüber Sicherheit vermitteln.<br>• Als Gesprächspartner für das Thema zur Verfügung stehen.<br>• Nachts einen Toilettenstuhl neben das Bett stellen und regelmäßig ausleeren. |

2

**Tab. 2.26 Inkontinenz.** *(Forts.)*

| Pflegeprobleme | Pflegeziele | Pflegemaßnahmen |
|---|---|---|
| | | • Matratze mit einem flüssigkeitsdichten Überzug versehen und diesen bei Befeuchtung unverzüglich wechseln.<br>• Pflegebedürftigen über die Sicherheitsmaßnahme täglich vor dem Bettgang aufklären und seine Befürchtungen vor der möglichen Verschmutzung des Betts mindern.<br>• Nachts Urinflasche an das Bett hängen und regelmäßig ausleeren.<br>• Fortlaufend auf ausreichende Flüssigkeitszufuhr achten und sie in einem Trinkprotokoll dokumentieren.<br>• Nachts das Licht in der Toilette brennen lassen.<br>• Urin fortlaufend auf Menge, Aussehen und Geruch kontrollieren.<br>• Bei auffälligen Veränderungen des Urins umgehend den Arzt informieren. |
| • Pflegebedürftiger ist nicht in der Lage, die Stuhlausscheidung willentlich zu steuern. | • Pflegebedürftiger ist über sein Problem informiert und kann die Situation richtig einschätzen.<br>• Pflegebedürftiger verfügt über geeignete Hilfsmittel und kann angemessen mit ihnen umgehen.<br>• Pflegebedürftiger ist in der Lage, angstfrei so- | • Nach dem Bekanntwerden des Problems den Arzt informieren und die Ursache abklären lassen.<br>• Toilettengänge ... Minuten nach den Mahlzeiten gewährleisten und den Pflegebedürftigen dabei unterstützen.<br>• Nutzen der regelmäßigen Toilettengänge regelmäßig überprüfen und den Rhythmus ggf. umgehend anpassen.<br>• Pflegebedürftigem bei jedem Toilettengang mindestens ... Minuten Zeit lassen.<br>• Unterstützung bei der Reinigung nach der Stuhlausscheidung.<br>• Pflegebedürftigen über die Bedeutung ballaststoffhaltiger Nahrung aufklären und täglich zum Essen von (z. B. Leinsamen) motivieren. |

**Tab. 2.26 Inkontinenz.** *(Forts.)*

| Pflegeprobleme | Pflegeziele | Pflegemaßnahmen |
|---|---|---|
| | ziale Kontakte in angemessener Weise zu pflegen.<br>• Pflegebedürftiger bietet ein gepflegtes Erscheinungsbild<br>• Die Entwicklung unangenehmer Gerüche ist zuverlässig verhindert. | • Ausreichende Flüssigkeitszufuhr sicherstellen und in einem Trinkprotokoll dokumentieren.<br>• Häufigkeit der Stuhlentleerung überprüfen und dokumentieren.<br>• Beobachtung der Ausscheidung auf Form, Menge und Aussehen.<br>• Pflegebedürftigen regelmäßig über die Bedeutung sorgfältiger Pflege des Intimbereichs aufklären.<br>• Nach jeder Stuhlausscheidung Analfalte mit … eincremen.<br>• Spätestens alle drei Tage für Stuhlgang sorgen, dazu Klysma verabreichen und Pflegebedürftigen auf das Steckbecken setzen.<br>• Pflegebedürftigen täglich einmal (für … Minuten) während der Morgentoilette zum Beckenboden- und Schließmuskeltraining anleiten.<br>• Spätestens alle drei Tage Enddarm auf Kotsteine abtasten und sie entfernen.<br>• Pflegebedürftigen nach jedem Toilettengang über Probleme beim Absetzen des Stuhls befragen. Bei auffälligem Befund umgehend den Arzt informieren. |
| • Der Pflegebedürftige ist mit einer suprapubischen Blasenfistel versorgt. | • Pflegebedürftiger ist über den Nutzen des Hilfsmittels informiert und kann damit angemessen umgehen.<br>• Die Eintrittsstelle ist reizfrei. | • Urinableitung bei jedem Pflegekontakt auf Durchgängigkeit überprüfen.<br>• Täglich den sterilen Verband über der Eintrittsstelle wechseln (kleine Kompressen und Fixomull®).<br>• Täglich Eintrittsstelle auf Entzündungszeichen beobachten. Bei krankhaften Veränderungen umgehend den Arzt benachrichtigen.<br>• Entzündete Eintrittsstelle des Katheters nach ärztlicher Anordnung täglich für … Tage mit Jodsalbe behandeln. |

| | | |
|---|---|---|
| | • Blase und abführende Harnwege sind intakt und infektionsfrei.<br>• Der Urin kann ungehindert abfließen. | • Heilungsverlauf beobachten und dokumentieren.<br>• Katheter gegen unbeabsichtigtes Herausziehen durch belastbare Fixierung mit Heftpflaster sichern.<br>• Urin täglich auf Menge, Aussehen und Geruch kontrollieren; Ausscheidungsprotokoll führen.<br>• Ablaufbeutel täglich ...-mal leeren.<br>• Bei auffälligen Veränderungen umgehend den Arzt benachrichtigen.<br>• Pflegebedürftigen täglich zum Trinken von ... Liter Flüssigkeit motivieren und ihn dabei unterstützen.<br>• Katheter alle ... Wochen wechseln lassen; rechtzeitig Termin mit dem Arzt vereinbaren.<br>• Ablaufsystem alle ... Wochen wechseln.<br>• Fortlaufend darauf achten, dass der Urinbeutel sich unterhalb des Blasenniveaus befindet. |
| • Pflegebedürftiger beschmiert aufgrund der Demenz häufig Gegenstände in seiner Umgebung mit Kot. | • Pflegebedürftiger ist ausreichend beschäftigt und von der Manipulation mit Ausscheidungen abgelenkt.<br>• Rasche Entfernung der Ausscheidungen aus den Inkontinenzvorlagen ist sichergestellt. | • Inkontinenzvorlagen alle ... Stunden auf Ausscheidungen kontrollieren und sie unverzüglich entfernen.<br>• Pflegebedürftigem wechselnde Gegenstände zum Betasten in die Hände legen.<br>• Einmal täglich für ... Minuten in den Snoezelen-Raum bringen.<br>• Inkontinenzvorlagen fortlaufend durch eng schließende Hosen vor dem Zugriff schützen. |

**Tab. 2.27 Durchfall.**

| Pflegeprobleme | Pflegeziele | Pflegemaßnahmen |
|---|---|---|
| • Pflegebedürftiger setzt seit … Tagen dünnflüssigen Stuhlgang ab. | • Pflegebedürftiger erreicht bei Stuhldrang rechtzeitig die Toilette.<br>• Pflegebedürftiger hat einen Toilettenstuhl neben seinem Bett zur Verfügung und kann damit umgehen.<br>• Pflegebedürftiger ist schmerzfrei.<br>• Ursache für den Durchfall ist ausreichend behandelt.<br>• Durchfall bessert sich innerhalb von … Tagen.<br>• Pflegebedürftiger hat einen ausgeglichenen Flüssigkeitshaushalt. | • Unverzüglich den Arzt über das aufgetretene Problem informieren.<br>• Vitalzeichenkontrolle täglich …-mal und bei Bedarf; Ergebnisse dokumentieren.<br>• Pflegebedürftigen unmittelbar nach dem Auftreten des Problems über die Bedeutung ausreichender Flüssigkeitszufuhr aufklären.<br>• Pflegebedürftigen fortlaufend zum Trinken animieren, Ziel: … Liter pro Tag.<br>• Pflegebedürftigem zu den Mahlzeiten und ggf. zwischendurch klare Brühe anbieten.<br>• Trinkplan für die Dauer der Durchfallerkrankung führen.<br>• Pflegebedürftigen über den Nutzen obstipierender Nahrungsmittel, z. B. schwarzer Tee, Banane, informieren und sie ihm in ausreichender Menge anbieten.<br>• Toilettenstuhl neben das Bett stellen und nach Benutzung umgehend leeren.<br>• Glocke in Reichweite legen und für den Zeitraum der Durchfallerkrankung Ausscheidung auf dem Steckbecken ermöglichen.<br>• Pflegebedürftigen zur angemessenen Händehygiene nach dem Toilettengang anleiten und kontrollieren, ob er die Maßnahmen umsetzt.<br>• Unterstützung beim Toilettengang sicherstellen.<br>• Für den Zeitraum der Durchfallerkrankung nach jedem Toilettengang Intimhygiene mit klarem Wasser und Einmaltüchern. Analfalte mit …-Salbe eincremen. |

2

**Tab. 2.27 Durchfall.** *(Forts.)*

| Pflegeprobleme | Pflegeziele | Pflegemaßnahmen |
|---|---|---|
| | | • Pflegebedürftigen nach Schmerzen beim Absetzen des Stuhlgangs befragen. Gegebenenfalls mit dem Arzt über die Verordnung krampflösender Medikamente sprechen.<br>• Pflegebedürftigen mit einer Wärmflasche versorgen.<br>• Wenn die Stuhlfrequenz es zulässt, ...-mal täglich warme Leibwickel für ... Minuten anlegen.<br>• Stuhlgang auf Aussehen, Konsistenz und Menge beobachten und Ergebnisse dokumentieren.<br>• Pflegebedürftigen für ... Tage Nahrungskarenz einhalten lassen; anschließend Kostaufbau über ... Tage, beginnend mit Zwieback und Schwarztee. |

**Tab. 2.28 Obstipation.**

| Pflegeprobleme | Pflegeziele | Pflegemaßnahmen |
|---|---|---|
| • Pflegebedürftiger setzt Stuhlgang in Abständen > ... Tagen und nur nach stuhlgangfördernden Maßnahmen ab. | • Pflegebedürftiger erreicht innerhalb von ... Wochen eine akzeptable Stuhlfrequenz.<br>• Stuhlgang des Pflegebedürftigen ist weich.<br>• Pflegebedürftiger kann den Stuhlgang ohne Schmerzen absetzen.<br>• Verletzungen des Darmausgangs durch harten Stuhlgang sind vermieden. | • Unverzüglich den Arzt über das aufgetretene Problem informieren.<br>• Pflegebedürftigen unmittelbar nach dem Auftreten des Problems über die Bedeutung ausreichender Flüssigkeitszufuhr aufklären.<br>• Pflegebedürftigen fortlaufend zum Trinken animieren, Ziel: ... Liter pro Tag.<br>• Pflegebedürftigen darüber aufklären, stopfende Nahrungsmittel, z. B. Schokolade, schwarzen Tee, zu meiden.<br>• Mindestens ...-mal täglich den Gang zur Toilette ermöglichen; ggf. dabei assistieren. |

**Tab. 2.28 Obstipation.** *(Forts.)*

| Pflegeprobleme | Pflegeziele | Pflegemaßnahmen |
|---|---|---|
| | • Pflegebedürftiger kann Strategien zur Stuhlgangförderung innerhalb von … Tagen selbstständig anwenden. | • Pflegebedürftigen über die Wirkung stuhlgangfördernder Lebensmittel aufklären und täglich zum Frühstück entsprechende Speisen (z. B. Leinsamen, Weizenkleie, Milchzucker) anbieten.<br>• Pflegebedürftigen täglich ein Glas lauwarmes Wasser vor dem Frühstück trinken lassen.<br>• Angemessenes Bewegungsprogramm mit dem Pflegebedürftigen besprechen; Begleitung zu einem täglichen Spaziergang von … Minuten organisieren.<br>• Während der Morgentoilette täglich passive Bewegungsübungen für … Minuten mit dem Pflegebedürftigen ausführen.<br>• Pflegebedürftigem die Technik des „Flankenwackelns" erläutern und dazu motivieren, sie …-mal täglich auszuführen.<br>• Kolonmassage …-mal täglich im Uhrzeigersinn durchführen.<br>• Nach jedem Stuhlgang Ausscheidung auf Farbe, Konsistenz und Menge kontrollieren und Ergebnisse dokumentieren.<br>• Spätestens nach … Tagen ohne Stuhlgang einen Heb-Senk-Einlauf durchführen.<br>• Spätestens nach … Tagen ohne Stuhlgang ein Klistier verabreichen.<br>• Spätestens nach … Tagen ohne Stuhlgang ein Glyzerinzäpfchen verabreichen.<br>• Wirkung der stuhlfördernden Maßnahmen nach … Minuten überprüfen und Ergebnis dokumentieren.<br>• Spätestens nach … Tagen ohne Stuhlgang den Enddarm digital ausräumen. |

2

**Tab. 2.29 Harnblasenkatheter.**

| Pflegeprobleme | Pflegeziele | Pflegemaßnahmen |
|---|---|---|
| • Pflegebedürftiger ist seit ... Tagen mit einem transurethralen Blasenkatheter versorgt. | • Blasenkatheter verbleibt höchstens ... Tage.<br>• Blase und abführende Harnwege bleiben infektionsfrei.<br>• Abfluss des Urins ist jederzeit ungehindert möglich. | • Pflegebedürftigen über das Hilfsmittel, seine Risiken und den Umgang damit aufklären.<br>• Täglich ...-mal sorgfältige Intim- und Katheterpflege mit Wasser, mildem Waschzusatz und Octenidin.<br>• Blasenkatheter nach ... Tagen entfernen/wechseln.<br>• Siehe suprapubische Blasenfistel (▶ Tab. 2.26) |

**Tab. 2.30 Enterostoma.**

| Pflegeprobleme | Pflegeziele | Pflegemaßnahmen |
|---|---|---|
| • Pflegebedürftiger trägt ein endständiges Enterostoma | • Pflegebedürftiger ist über die Eigenschaften des künstlichen Darmausgangs informiert und akzeptiert dessen Existenz.<br>• Pflegebedürftiger lernt innerhalb von ... Tagen, das Enterostoma selbstständig zu versorgen.<br>• Das Enterostoma ist reizlos.<br>• Die Hilfsmittel zur Versorgung entsprechen den Bedürfnissen des Pflegebedürftigen.<br>• Pflegebedürftiger erlernt | • Pflegebedürftigen nach Anlage des Enterostomas über die verschiedenen Versorgungssysteme informieren und unter Berücksichtigung der medizinischen Bedingungen und in Absprache mit der Stomatherapeutin die passendste Variante auswählen.<br>• Stomaversorgung ...-tägig wechseln.<br>• Inspektion des Stomas auf Haut-, Form und Farbveränderungen während jedes Versorgungswechsels, erhobene Befunde dokumentieren.<br>• Menge und Beschaffenheit des ausgeschiedenen Stuhlgangs beurteilen und Beobachtungen dokumentieren.<br>• Stomabeutel ...-mal täglich und bei Bedarf leeren.<br>• Stomabeutel ...-mal täglich und bei Bedarf wechseln.<br>• Kontrolle der Dichtigkeit der Hautschutzplatte ...-mal täglich und bei Bedarf überprüfen. |

**Tab. 2.30 Enterostoma.** *(Forts.)*

| Pflegeprobleme | Pflegeziele | Pflegemaßnahmen |
|---|---|---|
| | innerhalb von ... Tagen die Irrigation und erreicht damit eine Teilkontinenz.<br>• Die Versorgung des Enterostomas ist durch Pflegekräfte sichergestellt.<br>• Die Stuhlausscheidung ist dauerhaft gesichert. | • Pflegebedürftigen zur täglichen Irrigation seines Stomas anleiten. Sicherstellen, dass der Pflegebedürftige die Technik beherrscht.<br>• Nach der Irrigation Stoma mit einer Stomakappe verschließen. |
| • Pflegebedürftiger lehnt das Enterostoma ab. | • Pflegebedürftiger kann das Enterostoma innerhalb von ... Tagen in sein Körperschema integrieren.<br>• Die Stomaversorgung ist unter der Kleidung ausreichend kaschiert.<br>• Unangenehme Gerüche sind zuverlässig unterbunden. | • Beratungsgespräch mit der Stomatherapeutin vereinbaren und Pflegebedürftigen ermutigen, seine Probleme anzusprechen.<br>• Umgehend Kontakt zur örtlichen Selbsthilfegruppe für Stomaträger herstellen und den Pflegebedürftigen zum Besuch des Gruppenabends motivieren; ggf. Begleitservice organisieren.<br>• Wechsel der Versorgung auf ein passenderes System initiieren.<br>• Pflegebedürftigen zum Tragen weiter Kleidung motivieren, unter der sich der Stomabeutel leichter verbergen lässt.<br>• Stomabeutel häufiger entleeren, Pflegebedürftigen dazu anleiten oder ermutigen, sich dafür zu melden.<br>• Gerüche mithilfe eines Aktivkohlefilters unterbinden.<br>• Bei jedem Entleeren des Beutels eine Aspirintablette zur Geruchsbindung hineingeben.<br>• Umgehend mit der Stomatherapeutin die Möglichkeit der Irrigation besprechen (siehe entständiges Enterostoma ▶ Tab. 2.30). |

2

**Tab. 2.31 Erbrechen.**

| Pflegeprobleme | Pflegeziele | Pflegemaßnahmen |
|---|---|---|
| • Pflegebedürftiger leidet seit … an Erbrechen. | • Erbrechen verschwindet innerhalb der kommenden … Tage.<br>• Pflegebedürftiger hat einen ausgeglichenen Flüssigkeitshaushalt.<br>• Das Körpergewicht bleibt stabil.<br>• Folgen des Erbrechens sind zuverlässig verhindert.<br>• Pflegebedürftiger kann mit dem Erbrechen selbstständig umgehen.<br>• Assistenz beim Erbrechen ist gesichert. | • Sofort nach dem Auftreten des Problems Arzt benachrichtigen.<br>• Mögliche Ursachen des Erbrechens eruieren und wenn möglich umgehend abstellen.<br>• Vitalzeichenkontrolle für … Tage …-mal täglich durchführen.<br>• Nierenschalen und Einmaltücher in ausreichender Menge zur Verfügung stellen.<br>• Erbrochenes auf Menge, Farbe und Konsistenz begutachten und Beobachtungen dokumentieren.<br>• Mundpflege nach jedem Erbrechen durchführen bzw. Pflegebedürftigen dazu anleiten.<br>• Oberbekleidung nach Verschmutzung unmittelbar wechseln.<br>• Teilwaschungen nach jedem Erbrechen durchführen oder Pflegebedürftigen dazu anleiten.<br>• Pflegebedürftigen in bequeme Seitenlage bringen, um das Erbrechen zu erleichtern.<br>• Pflegebedürftigen mit erhöhtem Oberkörper lagern, um das Selbstmanagement zu erleichtern.<br>• Bettwäsche mit flüssigkeitsdichter Unterlage vor Verschmutzung schützen.<br>• Pflegebedürftigen für … Tage Nahrungskarenz einhalten lassen, danach Kostaufbau beginnend mit Zwieback und Schwarztee.<br>• Flüssigkeitsaufnahme durch Trinken gewährleisten.<br>• Pflegebedürftigen auffordern, in kleinen Schlucken zu trinken.<br>• Flüssigkeitsaufnahme durch Infusionen gewährleisten; sachgerechten Umgang mit dem System und dem Zugang gewährleisten. |

## 2.2.7 Essen und trinken können

**Definition**

**Essen und trinken können:** Feld der menschlichen Kompetenzen, das die selbstständige Aufnahme einer bedarfsgerechten Menge an Nährstoffen und Flüssigkeit umfasst.



Eine bedarfsgerechte Versorgung mit Nährstoffen und Wasser hält den Körper funktionstüchtig. Die Fähigkeit, eigenständig **essen und trinken zu können,** bestimmt das Selbstbild. Während der Entwicklung vom Säugling zum Erwachsenen durchlaufen gesunde Menschen den Wandel von einem Individuum, das auf die Verabreichung von Nahrung durch andere angewiesen ist, zu einem selbstbestimmt Handelnden, der jederzeit in der Lage ist, zu bestimmen, wieviel und wann er essen oder trinken möchte – und sich die entsprechenden Nahrungsmittel selbst besorgen kann. Im Falle einer entsprechenden Erkrankung oder im Zuge des Alterungsprozesses kann diese Selbstständigkeit schwinden, und der Betroffene entwickelt sich sozusagen zurück auf die Stufe eines Säuglings. Auch wenn dieses Bild in mancher Hinsicht nicht völlig korrekt ist, beschreibt es doch relativ zuverlässig die Empfindung erwachsener Menschen, die sich mit der Notwendigkeit konfrontiert sehen, Essen eingegeben zu erhalten.

Zusätzlich ziehen Pflegende ins Kalkül, dass die Nahrungsaufnahme weithin ein sozialer Akt ist, der in Gemeinschaft stattfindet und ausgefeilten Regeln unterliegt. Deshalb kann es zu Hemmungen kommen, wenn ein Pflegebedürftiger zwar noch in der Lage ist, Speisen von eigener Hand aufzunehmen, aber deutlich merkt, dass die Art, wie er es tut, den allgemeinen gesellschaftlichen Anforderungen nicht entspricht. Darunter leiden z.B. Menschen, die einen Schlaganfall erlitten haben und einen Teil ihrer Gesichtsmuskulatur nicht bewegen können. Sie sind häufig von der Vorstellung geplagt, ein unästhetisches Bild abzugeben, und wollen aus diesem Grund Mahlzeiten nicht in Gemeinschaft einnehmen.

Eine pflegerische Herausforderung bildet auch die Tatsache, dass Menschen mit steigendem Alter ein mangelndes Durstgefühl entwickeln. Sie lassen sich kaum motivieren, ein Mindestmaß Flüssigkeit zu sich zu nehmen.

Ein besonderes ethisches Problem ergibt sich aus der enteralen Ernährung über künstliche Zugänge zum Magen-Darm-Trakt (z.B. PEG). Häufig stellt sich die Frage bei Menschen, die an Demenz leiden und in ein bewegungsstarres Stadium gelangen, in dem auch der Schluckmechanismus ausgefallen ist. In vielen Fällen handelt es sich bei der Sondenernährung um eine invasive und vom Betroffenen nicht gewünschte Maßnahme. Die intensive Diskussion im behandelnden Team, das Einbeziehen von Betreuern oder Familienangehörigen sowie eine sorgfältige Abschätzung des individuellen Befindens können Handlungsoptionen eröffnen (▶ Tab. 2.32, ▶ Tab. 2.33, ▶ Tab. 2.34, ▶ Tab. 2.35, ▶ Tab. 2.36, ▶ Tab. 2.37).

2

**Tab. 2.32 Störung der Aufnahme von Speisen.**

| Pflegeprobleme | Pflegeziele | Pflegemaßnahmen |
|---|---|---|
| • Pflegebedürftiger kann nicht selbstständig Nahrung aufnehmen. | • Pflegebedürftiger erhält die notwendige Hilfe bei den Mahlzeiten.<br>• Pflegebedürftiger kann mit den erforderlichen Hilfsmitteln umgehen.<br>• Pflegebedürftiger kann in Ruhe essen.<br>• Pflegebedürftiger nimmt die Mahlzeiten trotz des Unterstützungsbedarfs in Gemeinschaft ein.<br>• Pflegebedürftiger erhält seine Selbstbestimmung bei der Nahrungsaufnahme.<br>• Pflegebedürftiger isst so weit wie möglich selbstständig. | • Oberkörper während der Mahlzeit im Bett hochlagern.<br>• Pflegebedürftigen unterstützen, sich zu jeder Mahlzeit an den Tisch zu setzen.<br>• Besteck und Geschirr zu jeder Mahlzeit griffbereit platzieren.<br>• Speisen mundgerecht vorbereiten.<br>• Hand des Pflegebedürftigen mit Löffel oder Gabel zum Mund führen.<br>• Speisen zu jeder Mahlzeit eingeben, dabei Löffel jeweils nur zu einem Drittel füllen.<br>• Temperatur der Speisen vor der Verabreichung kontrollieren.<br>• Ausreichend Zeit zum Kauen lassen.<br>• Getränk erst anreichen, wenn der Mund völlig geleert ist.<br>• Bestandteile der Mahlzeit nach den Wünschen des Pflegebedürftigen kombinieren.<br>• Für Ruhe sorgen und störende Nebengeräusche zur Mahlzeit abstellen.<br>• Intimsphäre im Zweibettzimmer durch Verwendung eines Sichtschutzes gewährleisten.<br>• Nach Absprache mit dem Arzt in den kommenden … Tagen Ergotherapie zum Esstraining organisieren.<br>• Menge der zugeführten Speisen dokumentieren. |
| • Pflegebedürftiger leidet an einer Schluckstörung. | • Pflegebedürftiger nimmt ausreichend Nahrung auf.<br>• Pflegebedürftiger kann die Nahrung im Mund organisieren. | • Oberkörper für Mahlzeiten im Bett so hoch wie möglich aufrichten.<br>• Pflegebedürftigen unterstützen, sich zu den Mahlzeiten an den Tisch zu setzen.<br>• Pflegebedürftigen auffordern, den Kopf zum Essen leicht nach vorn zu neigen. |

**Tab. 2.32 Störung der Aufnahme von Speisen.** *(Forts.)*

| Pflegeprobleme | Pflegeziele | Pflegemaßnahmen |
|---|---|---|
| | • Der Schluckakt ist innerhalb von … Tagen verbessert.<br>• Eine Aspiration ist zuverlässig verhindert | • Kleine Nahrungsbissen anreichen oder eigenständig in den Mund geben lassen.<br>• Pflegebedürftigen zu sorgfältigem Kauen und einem bewussten Start des Schluckakts auffordern.<br>• Für die nächsten … Tage nach Maßgabe der Logopädin ausschließlich Nahrungsmittel mit breiiger Konsistenz verabreichen.<br>• Für die nächsten … Tage darauf achten, dass ein Nahrungsbissen nicht aus Bestandteilen mit unterschiedlicher Konsistenz besteht.<br>• Getränke für die nächsten … Tage mit geschmacksneutralem Thickener versetzen und dabei eine puddingartige Konsistenz erzielen.<br>• Für die nächsten … Tage Flüssigkeit ausschließlich mit dem Löffel verabreichen.<br>• Pflegebedürftigen während der Nahrungsaufnahme auf Zeichen einer Aspiration beobachten und bei Bedarf umgehend über die Nase absaugen (Absauggerät und Katheter stehen bereit).<br>• Nach dem Absaugvorgang … Minuten mit dem Fortsetzen der Nahrungsaufnahme warten.<br>• Nach Maßgabe der Logopädin …-mal täglich für … Minuten den Schluckreflex trainieren. |

2

**Tab. 2.33 Störung bei der Aufnahme von Flüssigkeit.**

| Pflegeprobleme | Pflegeziele | Pflegemaßnahmen |
|---|---|---|
| • Pflegebedürftiger hat keinen Durst. | • Flüssigkeitsaufnahme von ... Liter pro Tag ist gesichert.<br>• Pflegebedürftiger ist über die Bedeutung des Trinkens informiert.<br>• Die Mundschleimhaut ist feucht und intakt | • Beratungsgespräch zur Bedeutung des Trinkens innerhalb der nächsten ... Tage durchführen und mit dem Pflegebedürftigen zu einer klaren Absprache gelangen.<br>• Flüssigkeiten nach dem Geschmack des Pflegebedürftigen zur Verfügung stellen.<br>• Angehörige beim nächsten Besuch um die Besorgung des Lieblingsgetränks bitten.<br>• Pflegebedürftigen ...-mal täglich erinnern, zu trinken.<br>• Pflegebedürftigem ...-mal täglich Getränk anreichen.<br>• Pflegebedürftigem ...-mal am Tag Flüssigkeit einflößen.<br>• Stets übersichtliche Trinkportion in Reichweite des Pflegebedürftigen halten.<br>• Während der Mahlzeiten motivieren, mindestens ... ml zu trinken.<br>• Trinkprotokoll führen und Veränderungen zeitnah mit dem Pflegebedürftigen besprechen.<br>• Körperliche Verfassung des Pflegebedürftigen fortlaufend beobachten und bei Zeichen eines Flüssigkeitsdefizits Arzt informieren. |
| • Pflegebedürftiger ist nicht in der Lage, selbstständig zu trinken. | • Flüssigkeitsaufnahme von ... Liter pro Tag ist gesichert.<br>• Die Mundschleimhaut ist feucht und intakt | • Innerhalb der nächsten ... Tage genauen Bedarf an Hilfsmitteln mit dem Pflegebedürftigen klären.<br>• Umgehend entsprechende Gerätschaften in ausreichender Menge bereitstellen.<br>• Pflegebedürftigem die Getränke in einem Schnabelbecher/Becher mit Strohhalm/Tasse mit ergonomischen Griffen/Tasse mit zwei Henkeln in Griffweite anbieten. |

**Tab. 2.33 Störung bei der Aufnahme von Flüssigkeit.** *(Forts.)*

| Pflegeprobleme | Pflegeziele | Pflegemaßnahmen |
|---|---|---|
| | | • Getränke …-mal pro Tag anreichen.<br>• Pflegebedürftigem ausreichend Zeit lassen, das Getränk im Mund zu organisieren.<br>• Nach Rücksprache mit dem Arzt Ergotherapeutin zum Selbstständigkeitstraining hinzuziehen.<br>• Ergotherapeutische Strategie für … Tage in die Pflegemaßnahmen integrieren.<br>• Verlauf des Therapieerfolgs kontrollieren und alle … Tage Rückmeldung an die Therapeutin geben. |

**Tab. 2.34 Über- und Unterernährung.**

| Pflegeprobleme | Pflegeziele | Pflegemaßnahmen |
|---|---|---|
| • Pflegebedürftiger ist bei einem BMI von 33 adipös. | • Pflegebedürftiger ist informiert über die Bedeutung der Gewichtsreduktion.<br>• Pflegebedürftiger ist über die Prinzipien gesunder Ernährung informiert.<br>• Pflegebedürftiger erfährt Anerkennung für seine Anstrengungen zur Gewichtsreduktion. | • Beratungsgespräch innerhalb der nächsten … Tage führen und darin die Notwendigkeit einer Nahrungsumstellung erläutern.<br>• Essensgewohnheiten des Pflegebedürftigen über … Tage beobachten und Veränderungsbedarf identifizieren.<br>• Diätassistentin nach Rücksprache mit dem Arzt zu Rate ziehen und in Zusammenarbeit mit dem Pflegebedürftigen einen vollwertigen und bedarfsgerechten Speiseplan erstellen.<br>• Pflegebedürftigen auf die veränderungsbedürftigen Aspekte seines Verhaltens hinweisen und wertschätzend Chancen formulieren.<br>• Pflegebedürftigen motivieren, ein tägliches Ernährungsprotokoll zu führen.<br>• Ernährungsprotokoll über … Wochen für den Pflegebedürftigen führen. |

2

| Tab. 2.34 Über- und Unterernährung. *(Forts.)* | | |
|---|---|---|
| **Pflegeprobleme** | **Pflegeziele** | **Pflegemaßnahmen** |
| | • Pflegebedürftiger absolviert täglich ein angemessenes Bewegungsprogramm.<br>• Pflegebedürftiger orientiert sich an dem Plan, den die Diätassistentin für die Gewichtsreduktion aufgestellt hat.<br>• Pflegebedürftiger nimmt … Gramm pro Woche ab. | • Täglich Obst und andere kalorienarme Speisen als Zwischenmahlzeiten zur Verfügung stellen.<br>• Pflegebedürftigen zur Einnahme der Mahlzeiten in Gemeinschaft ermuntern.<br>• Tägliche Gewichtskontrolle für … Wochen.<br>• Pflegebedürftigen für Erfolge seiner Bemühungen loben.<br>• Rückschläge zugewandt und positiv kommentieren.<br>• In den kommenden … Tagen Vorschläge für ein angemessenes Bewegungsprogramm zusammenstellen und mit dem Pflegebedürftigen das Maß seiner täglichen Aktivität festlegen.<br>• Ehrenamtliche Begleitung bei Spaziergängen organisieren.<br>• Nach Rücksprache mit dem Arzt Beratung durch einen Psychologen innerhalb der nächsten … Tage organisieren.<br>• Pflegebedürftigen fortlaufend über sein Befinden befragen und die Motivation zum Durchhalten eruieren. Aussagen dokumentieren. |
| • Pflegebedürftiger ist bei einem BMI von 19 kachektisch. | • Pflegebedürftiger ist über die Notwendigkeit der Gewichtszunahme informiert.<br>• Pflegebedürftiger hält sein Körpergewicht innerhalb der nächsten … Wochen stabil. | • Beratungsgespräch innerhalb der nächsten … Tage führen und darin die Notwendigkeit einer Nahrungsumstellung erläutern.<br>• Essensgewohnheiten des Pflegebedürftigen über … Tage beobachten und Veränderungsbedarf identifizieren.<br>• Diätassistentin nach Rücksprache mit dem Arzt zu Rate ziehen und in Zusammenarbeit mit dem Pflegebedürftigen einen vollwertigen und hochkalorischen Speiseplan erstellen.<br>• Bevorzugte Speisen des Pflegebedürftigen erfragen und das tägliche Angebot darauf abstellen. |

**Tab. 2.34 Über- und Unterernährung.** *(Forts.)*

| Pflegeprobleme | Pflegeziele | Pflegemaßnahmen |
|---|---|---|
| | • Pflegebedürftiger nimmt im Laufe der nächsten ... Wochen ... kg Gewicht zu. | • Angehörige innerhalb der nächsten ... Tage bitten, jeden ... Tag vertraute Speisen von zuhause mitzubringen.<br>• Pflegebedürftigen auf die veränderungsbedürftigen Aspekte seines Verhaltens hinweisen und wertschätzend Chancen formulieren.<br>• Pflegebedürftigen motivieren, ein tägliches Ernährungsprotokoll zu führen.<br>• Ernährungsprotokoll über ... Wochen für den Pflegebedürftigen führen.<br>• Innerhalb der kommenden ... Tage Gründe identifizieren, die den Pflegebedürftigen an einer ausreichenden Nahrungsaufnahme hindern.<br>• Täglich und zu allen Mahlzeiten pflegerische Unterstützung sicherstellen.<br>• Pflegebedürftigem ...-mal am Tag hochkalorische Getränke anbieten.<br>• Für die nächsten ... Tage mehrere kleinere Mahlzeiten anbieten. Wirkung dieser Strategie beobachten und dokumentieren.<br>• Pflegebedürftigen animieren, die Mahlzeiten in Gemeinschaft einzunehmen und Transport organisieren.<br>• Speisen zu allen Mahlzeiten appetitlich anrichten.<br>• Tägliche Gewichtskontrolle über die kommenden ... Wochen.<br>• Pflegebedürftigen für alle Erfolge seiner Bemühungen unmittelbar loben.<br>• Im Falle einer weiteren Gewichtsreduktion unverzüglich den Arzt informieren. |

2

**Tab. 2.35 Ernährung per Sonde.**

| Pflegeprobleme | Pflegeziele | Pflegemaßnahmen |
|---|---|---|
| • Pflegebedürftiger benötigt Ernährung über eine PEG. | • Pflegebedürftiger erhält dauerhaft Nährstoffe in ausreichender Menge.<br>• Der Flüssigkeitshaushalt ist ausgeglichen.<br>• Pflegebedürftiger verträgt die Sondenkost problemlos.<br>• Mundschleimhaut und Speichelproduktion sind normal. | • Verbandswechsel über der Eintrittstelle der PEG nach ärztlicher Maßgabe täglich durchführen.<br>• Während jedem Verbandswechsel Eintrittsstelle der Sonde auf Entzündungszeichen kontrollieren und Beobachtungen dokumentieren.<br>• Entzündete Eintrittsstelle nach Rücksprache mit dem Arzt über … Tage mit Jodsalbe verbinden.<br>• Heilungsverlauf täglich beobachten und dokumentieren.<br>• Verabreichung der Sondenkost nach ärztlicher Maßgabe über … Stunden mit … ml/Stunde über eine Ernährungspumpe durchführen.<br>• Verabreichung der Sondenkost nach ärztlicher Maßgabe über … Stunden mit … ml/Stunde per Schwerkraft durchführen.<br>• Verabreichung per Schwerkraft fortlaufend in …-minütigem Abstand überwachen<br>• Verabreichung der Sondenkost nach ärztlicher Maßgabe bolusweise mit der Blasenspritze durchführen. Der Pflegebedürftige erhält …-mal am Tag … ml Sondenkost.<br>• Zur Verabreichung der Sondenkost den Oberkörper des Pflegebedürftigen erhöht lagern.<br>• In den kommenden … Tagen die Verträglichkeit der Sondenkost täglich beobachten und die Befunde dokumentieren.<br>• Vor jeder erneuten Gabe von Sondenkost den Reflux durch vorsichtiges Aspirieren mit der Blasenspritze überprüfen. |

**Tab. 2.35 Ernährung per Sonde.** *(Forts.)*

| Pflegeprobleme | Pflegeziele | Pflegemaßnahmen |
|---|---|---|
| | | • Bei Refluxmengen > … ml Arzt benachrichtigen und weitere Gaben von Sondenkost aussetzen.<br>• Sondenkost vor der Verabreichung mindestens auf Zimmertemperatur bringen.<br>• Ernährungssystem …-tägig wechseln.<br>• Sonde nach dem Ende jeder Sondenkostgabe mit Wasser spülen.<br>• Angebrochene Flaschen mit Sondennahrung für maximal 24 Stunden im Kühlschrank aufbewahren; danach den Inhalt verwerfen.<br>• Für ausreichenden Vorrat der verordneten Sondenkost beim Pflegebedürftigen sorgen.<br>• Arzneimittel vor der Verabreichung durch die Sonde in … ml Wasser zerfallen lassen. Verschiedene Präparate getrennt verabreichen.<br>• Nach der Gabe von Arzneimitteln die Sonde mit klarem Trinkwasser spülen.<br>• Für die nächsten … Wochen …-tägige Gewichtskontrollen zur Beurteilung des Ernährungszustands.<br>• Spezielle Wundpflege über die gesamte Dauer der Sondenernährung alle … Stunden durchführen.<br>• Förderung der Speichelproduktion durch Massage der Speicheldrüsen …-mal am Tag.<br>• Tägliche Beurteilung der Mundschleimhaut und Dokumentation des Befundes.<br>• PEG nach … Wochen Liegedauer durch den Arzt wechseln lassen. |

2

| Tab. 2.35 Ernährung per Sonde. *(Forts.)* | | |
|---|---|---|
| **Pflegeprobleme** | **Pflegeziele** | **Pflegemaßnahmen** |
| • Pflegebedürftiger trägt eine transnasale Ernährungssonde. | • Siehe PEG (▶ Tab. 2.35)<br>• Pflegebedürftiger kann trotz Sonde seinen Alltagsaktivitäten nachgehen<br>• Die Nasenöffnung, in der sich die Sonde befindet, ist intakt. | • Siehe PEG (▶ Tab. 2.35)<br>• Täglicher Wechsel der Sondenfixierung mit Verlagerung der Sondenposition.<br>• Vor jeder Applikation von Flüssigkeit Kontrolle der Sondenposition im Magen durch Insufflation von ... ml Luft und Auskultation über dem Oberbauch.<br>• Sonde nach 30 Tagen Liegedauer wechseln und dann (falls möglich) über das andere Nasenloch einführen. |

| Tab. 2.36 Diabetes mellitus. | | |
|---|---|---|
| **Pflegeprobleme** | **Pflegeziele** | **Pflegemaßnahmen** |
| • Pflegebedürftiger hat einen Diabetes mellitus Typ 2 mit schwankender Stoffwechsellage. | • Stoffwechsellage normalisiert sich innerhalb der kommenden ... Tage.<br>• Pflegebedürftiger ist in der Lage, seinen Blutzuckerspiegel selbst zu bestimmen und sich das Insulin per Pen zu verabreichen.<br>• Beobachtungsintensität sichert die Vermeidung von Hypo- oder Hyperglykämien. | • Pflegebedürftigen innerhalb der kommenden ... Tage zu einer Diabetikerschulung anmelden.<br>• In Zusammenarbeit mit der Diätassistentin innerhalb der kommenden ... Tage einen bedarfsgerechten Speiseplan entwickeln und ihn mit dem Pflegebedürftigen abstimmen.<br>• Blutzuckerkontrollen ...-mal täglich sowie bei Bedarf durchführen.<br>• Urinzuckerkontrollen nach ärztlicher Maßgabe ...-mal pro Woche durchführen.<br>• Pflegebedürftigen ermutigen, sich im Falle eines Unwohlseins umgehend beim Pflegeteam zu melden.<br>• Ernährung des Pflegebedürftigen täglich überwachen.<br>• Pflegebedürftigen bei jeder Mahlzeit erinnern, seine Speisen zu essen.<br>• Insulininjektionen ... Minuten vor den Mahlzeiten. |

**Tab. 2.36 Diabetes mellitus.** *(Forts.)*

| Pflegeprobleme | Pflegeziele | Pflegemaßnahmen |
|---|---|---|
| | • Folgeerkrankungen sind vermieden oder angemessen behandelt. | • Insulindosis in Abhängigkeit von den gemessenen Blutzuckerwerten und nach ärztlicher Maßgabe verabreichen.<br>• Allgemeinbefinden des Pflegebedürftigen täglich erfragen und dokumentieren.<br>• Fortlaufend Traubenzucker bzw. gesüßte Getränke bereithalten.<br>• Im Fall einer Bewusstlosigkeit sofort eine Blutzuckerkontrolle durchführen. Bei Hypoglykämie unverzüglich die als Bedarfsmedikation verordnete Dosis Glukagon subkutan verabreichen. Bei Hyperglykämie umgehend den (Not-)Arzt benachrichtigen.<br>• Tägliche Inspektion der Füße des Pflegebedürftigen. Bei Auffälligkeiten umgehend den Arzt benachrichtigen.<br>• Konsultation des Augenarztes …-mal jährlich organisieren. |

**Tab. 2.37 Allergie.**

| Pflegeprobleme | Pflegeziele | Pflegemaßnahmen |
|---|---|---|
| • Pflegebedürftiger reagiert allergisch auf Lebensmittel. | • Aufnahme der allergisierenden Lebensmittel durch den Pflegebedürftigen ist zuverlässig ausgeschlossen.<br>• Pflegebedürftiger ist über die Allergie informiert und nimmt sich in Acht.<br>• Allergische Reaktionen sind umgehend erkannt und eine sachgerechte Behandlung erfolgt sofort. | • Im Anamnesegespräch Allergieneigung eruieren.<br>• Zusammen mit der Diätassistentin umgehend einen Speiseplan erarbeiten, der das Allergen nicht enthält.<br>• Pflegebedürftigen täglich auf Allergiezeichen beobachten.<br>• Pflegebedürftigen täglich nach seinem Befinden fragen.<br>• Beim Auftreten von Allergiezeichen in Abhängigkeit von der Massivität umgehend Arzt oder Notarzt verständigen. |

## 2.2.8 Ruhen, schlafen, sich entspannen können

**Definition**

**Ruhen, schlafen, sich entspannen können:** Feld der menschlichen Kompetenzen, das der Balance zwischen Phasen des Wachseins und des Schlafens sowie der Einhaltung eines ausgeglichenen Tag-Nacht-Rhythmus gewidmet ist.

Das menschliche Leben vollzieht sich in einem Wechsel zwischen Wach- und Schlafphasen. Auch wenn der individuelle Bedarf nach Ruhe sehr unterschiedlich ausgeprägt ist, kann kein Mensch längerfristig ohne Schlaf überleben. **Ruhen, schlafen, sich entspannen können** ist eine Fähigkeit, mit der ein Mensch sich regeneriert und auf künftige Herausforderungen vorbereitet.

Pflegende achten insbesondere auf einen geregelten Rhythmus zwischen diesen Bewusstseinszuständen. Der Biorhythmus des Menschen gibt die Nachtruhe vor, weil sich zu dieser Zeit die Vorgänge im Körper auf ein niedriges Niveau einpendeln. Den Tiefpunkt erreicht man etwa um drei Uhr morgens.

Trotzdem kommt es oft alters- oder krankheitsbedingt zu einer Störung des Schlafs, die sich als Einschlaf- oder Durchschlafproblem manifestieren kann. Die Verabreichung von Schlafmitteln kann darüber nur ungenügend hinweghelfen. Sie vermitteln keinen gesunden Schlaf, in dem sich Phasen unterschiedlicher Hirnaktivität abwechseln, und führen überdies besonders häufig zur Abhängigkeit. Vor allem Abhängigkeiten im Zusammenhang mit der Wirkstoffgruppe der Benzodiazepine, die zu den am häufigsten verordneten Arzneimitteln gehören, bilden in diesem Zusammenhang ein kritisch zu betrachtendes Phänomen. Viele ältere Menschen leben in Abhängigkeit von den Medikamenten, ohne es zu merken. Sie fällt meist erst auf, wenn jemand unerwartet keinen Zugang mehr zu den Arzneimitteln hat, etwa bei einem Krankenhausaufenthalt oder in einer stationären Pflegeeinrichtung.

Pflegende unterstützen den Schlaf und die wachen Phasen der Pflegebedürftigen, indem sie tagsüber für ausreichende und als sinnvoll empfundene Aktivität sorgen und auf diese Weise ein Schlafbedürfnis erzeugen. Zur Nacht bieten sie Assistenz bei Ritualen oder führen z. B. beruhigende Waschungen durch. Auch Methoden der Aromatherapie lassen sich gut anwenden.

Die Beachtung der Regeln für gute Schlafhygiene erweist sich ebenfalls als förderlich. So sollte die Temperatur in Schlafräumen nicht zu hoch sein, der Schlafende vor Lärm und Licht geschützt werden und eine passende Matratze sowie bedarfsgerechte Decken und Kissen zur Verfügung stehen (▶ Tab. 2.38, ▶ Tab. 2.39).

**Tab. 2.38 Schlafstörungen.**

| Pflegeprobleme | Pflegeziele | Pflegemaßnahmen |
|---|---|---|
| • Pflegebedürftiger kann nicht einschlafen.<br>• Pflegebedürftiger kann nicht durchschlafen | • Pflegebedürftiger kommt im Laufe der nächsten … Tage am Abend leichter zur Ruhe und kann einschlafen.<br>• Pflegebedürftiger setzt Strategien um, die das Einschlafen erleichtern.<br>• Pflegebedürftiger findet tagsüber genügend Beschäftigung, um sich zu ermüden.<br>• Pflegebedürftiger entwickelt innerhalb der kommenden … Tage Strategien, nach dem nächtlichen Erwachen weiterzuschlafen. | • Mit dem Pflegebedürftigen innerhalb der kommenden … Tage besprechen, ob das bisherige Tagesprogramm umzustrukturieren ist, um zum Abend eine zufriedenstellende Ermüdung zu erzielen.<br>• Pflegebedürftigen animieren, zum Abend auf den Genuss von Alkohol zu verzichten.<br>• Gewohnte schlaffördernde Rituale zur Nacht ermöglichen; ein Glas heiße Milch bereitstellen; andere warme Getränke anbieten.<br>• Innerhalb der kommenden … Tage ausprobieren, ob eine Tasse Kaffee zum Abend schlaffördernde Wirkung entfaltet.<br>• Pflegebedürftigen informieren, umfangreiche und fette Mahlzeiten zur Nacht zu vermeiden.<br>• Mit dem Pflegebedürftigen besprechen, ob das bewegungsorientierte Beschäftigungsprogramm intensiviert werden könnte.<br>• Innerhalb der nächsten … Tage den Versuch unternehmen, ob eine Kürzung oder das Auslassen der Mittagsruhe sich förderlich auswirkt.<br>• Innerhalb der nächsten … Tage Entspannungstechniken vermitteln. Vorlieben des Pflegebedürftigen berücksichtigen.<br>• Innerhalb der nächsten … Tage den Versuch unternehmen, ob späteres Zubettgehen hilfreich wirkt.<br>• Abends täglich eine beruhigende Ganzkörperwaschung mit Lavendelzusatz durchführen.<br>• Abends täglich ein warmes Vollbad mit Rosmarinzusatz durchführen. |

**Tab. 2.38 Schlafstörungen.** *(Forts.)*

| Pflegeprobleme | Pflegeziele | Pflegemaßnahmen |
|---|---|---|
| | | • Ruhe zur Schlafenszeit in der Einrichtung sichern.<br>• Schlafzimmer an jedem Abend vollständig verdunkeln. |
| • Pflegebedürftiger schläft am Tag häufig ein. | • Pflegebedürftiger lernt in den kommenden ... Tagen die Schlafneigung tagsüber zu kontrollieren.<br>• Pflegebedürftiger findet innerhalb der kommenden ... Tage ein tägliches Beschäftigungsprogramm, das ihn von den Nickerchen abhält. | • In Absprache mit dem Pflegebedürftigen innerhalb der nächsten ... Tage das Tagesprogramm so ändern, dass längere Phasen der Aktivität entstehen und definierter Platz für Ruhepausen entsteht.<br>• In den kommenden ... Tagen den Versuch unternehmen, die Nachtruhe durch früheres Zubettgehen zu verlängern.<br>• Schlafprotokoll für die nächsten ... Tage führen, um einen Überblick über die tatsächlichen Schlafzeiten zu erhalten.<br>• Erhobene Befunde mit dem behandelnden Arzt besprechen. |
| • Pflegebedürftiger wandert nachts ruhelos umher. | • Pflegebedürftiger nutzt das Angebot des Nacht-Cafés.<br>• Pflegebedürftiger ist in der Nacht vor Verletzungen geschützt. | • In den kommenden ... Tagen ein nächtliches Beschäftigungsprogramm entwickeln.<br>• In den kommenden ... Tagen einen Gebäudeteil für den nächtlichen Aufenthalt vorbereiten; dort für ausreichende Beleuchtung und eine leicht erreichbare Toilette sorgen.<br>• In den kommenden ... Tagen eine pflegerische nächtliche Versorgung des wachen Pflegebedürftigen sicherstellen.<br>• In den kommenden ... Tagen organisieren, dass die Küche ein angemessenes Speisenangebot für die Nacht zur Verfügung stellt. |

**Tab. 2.39 Schlafmittelabhängigkeit.**

| Pflegeprobleme | Pflegeziele | Pflegemaßnahmen |
|---|---|---|
| • Pflegebedürftiger ist seit Jahren an Benzodiazepine gewöhnt. | • Steigerung des Schlafmittelkonsums ist verhindert.<br>• Es ist geklärt, ob der Schlafmittelmissbrauch die Lebensqualität beeinflusst.<br>• Senkung des Schlafmittelkonsums über ... Monate ist angestrebt. | • Im Anamnesegespräch die Gewohnheiten des Schlafmittelkonsums eruieren.<br>• In den kommenden Tagen ... Rücksprache mit dem Arzt halten, um zu klären, wie massiv der Missbrauch einzuschätzen ist. Klären, ob die gesamte Situation des Pflegebedürftigen einen Entziehungsversuch sinnvoll erscheinen lässt.<br>• In den kommenden ... Tagen den Versuch unternehmen, die Schlafmitteldosis nach ärztlicher Maßgabe zu verringern.<br>• Reaktion des Pflegebedürftigen in der Nacht sorgfältig überprüfen und ihn am nächsten Morgen über sein Befinden befragen.<br>• Parallel ein angemessenes Bewegungsprogramm für den Pflegebedürftigen entwickeln, das die natürliche Müdigkeit fördert.<br>• Schlafmittel nach Arztanordnung über die kommenden ... Wochen ausschleichen.<br>• Pflegebedürftigen während des Ausschleichens fortlaufend zugewandt begleiten und auf die Fortschritte hinweisen.<br>• Pflegebedürftigen während des Ausschleichens regelmäßig über die Qualität des natürlichen Schlafs informieren. |

### 2.2.9 Sich beschäftigen, lernen, sich entwickeln können

**Definition**

**Sich beschäftigen, lernen, sich entwickeln können:** Feld der menschlichen Kompetenzen, das die Fähigkeiten zu einer sinnvollen Betätigung, zu persönlicher Entfaltung und sinnvoller Lebensführung umfasst.

2

Menschen definieren sich auch über ihr Handeln. Weil der Wunsch nach sinnvoller **Beschäftigung, der Möglichkeit, zu lernen und sich zu entwickeln,** nicht auf eine bestimmte Lebensphase beschränkt ist, benötigen alle Menschen entsprechende Angebote. Der Unterschied liegt einzig in der Ausrichtung. Während ein Jugendlicher möglicherweise seine Prioritäten auf den Wissenserwerb legt, um Erfolg in der Schule zu haben, kommt es älteren Menschen häufig eher auf eine Beschäftigung an, die ihren Neigungen ganz entspricht und bei der sie früher erworbene Kenntnisse gut einsetzen können. Unter dem Stichwort „lebenslanges Lernen“ ist vor Jahren allerdings ein wichtiger Ansatz publik gemacht worden. Die Fähigkeit, neues Wissen zu erwerben und dann auch passend einzusetzen, ist nicht altersgebunden. Es wäre verfehlt, Menschen allein aufgrund ihres Alters vom Lernen auszuschließen. Die große Zahl der Senioren-Universitäten belegt einen hohen Bedarf.

Aus pflegerischer Sicht kommt es bei dieser ABEDL® jedoch hauptsächlich darauf an, das Angebot so genau wie möglich auf den jeweiligen Pflegebedürftigen zuzuschneiden. Projekte können, auch wenn sie noch so attraktiv scheinen, an den Bedürfnissen vorbeigeplant sein und bringen dann mehr negative als positive Effekte. Es geht darum, mithilfe biografischer Angaben ein möglichst genaues Bild von den Neigungen eines Menschen zu erhalten. Eine Frau, die Zeit ihres Lebens kaum jemals ein Buch gelesen hat, wird in den seltensten Fällen Gefallen an einem literarischen Zirkel oder einem Vorleseclub entwickeln. Mit einer Handarbeitsgruppe wäre sie vielleicht äußerst glücklich.

Pflegenden, die in Krankenhäusern arbeiten, stellt sich das zusätzliche Problem der mangelnden Infrastruktur. Im Gegensatz zu stationären Pflegeeinrichtungen, die sich auf die Lebensbegleitung ihrer Bewohner eingestellt haben, verfügt eine Klinik meistens nicht über Personal, das sich hauptsächlich dem Beschäftigungsaspekt widmet. Deshalb ist an dieser Stelle Kreativität gefragt. Die Mitarbeit von Angehörigen, die entsprechende Materialien von zuhause mitbringen können, ist unerlässlich (▶ Tab. 2.40, ▶ Tab. 2.41, ▶ Tab. 2.42, ▶ Tab. 2.43).

**Tab. 2.40 Tagesstrukturierung.**

| Pflegeprobleme | Pflegeziele | Pflegemaßnahmen |
|---|---|---|
| • Pflegebedürftiger ist nicht in der Lage, selbstständig eine sinnvolle Tagesstruktur zu finden. | • In den kommenden … Tagen ist eine individuelle Tagesstruktur zusammengestellt.<br>• Pflegebedürftiger findet die notwendi- | • In den kommenden … Tagen ein Gespräch mit dem Pflegebedürftigen führen und dabei klären, welche Angebote vorhanden sind und wie sie sich in seinem Interesse kombinieren lassen.<br>• Individuellen Wochenplan erstellen. |

**Tab. 2.40 Tagesstrukturierung.** *(Forts.)*

| Pflegeprobleme | Pflegeziele | Pflegemaßnahmen |
|---|---|---|
| | ge Unterstützung, um am täglichen Angebot der Einrichtung teilzunehmen.<br>• Pflegebedürftiger nimmt die Gestaltung seiner Tage als sinnvoll und erfüllend wahr. | • Wochenplan in der Dokumentationsmappe hinterlegen und im Zimmer aufhängen, um den Pflegebedürftigen fortlaufend an die Teilnahme bei den Angeboten zu erinnern bzw. eine Begleitung sicherstellen zu können. |
| • Pflegebedürftiger verfügt nicht über die kognitiven Kompetenzen, sich allein zu beschäftigen. | • Pflegebedürftiger ist zu seiner Zufriedenheit beschäftigt.<br>• Pflegebedürftiger weicht auf Angebote aus, die unter Anleitung stattfinden. | • Pflegebedürftigen täglich fragen, an welchen Angeboten er teilnehmen möchte, um momentane Bedürfnisse optimal zu erfüllen.<br>• Begleitung zu den Angeboten sicherstellen.<br>• Während der Angebote Schritt-für-Schritt-Anleitungen liefern.<br>• Beschäftigung des Pflegebedürftigen auf gewohnte Tätigkeiten fokussieren.<br>• Pflegebedürftigen während der Beschäftigung sorgfältig auf schwindende Motivation und Aufmerksamkeit beobachten.<br>• Pflegebedürftigen in den kommenden … Wochen gezielt kognitiv aktivieren. |
| • Pflegebedürftiger ist an den Angeboten der Einrichtung nicht interessiert. | • Pflegebedürftiger gewinnt innerhalb der nächsten … Tage Interesse an der Beschäftigung.<br>• Pflegebedürftiger ist mit seinem Tagesablauf zufrieden. | • Innerhalb der nächsten … Tage Gespräch mit dem Pflegebedürftigen führen, um herauszufinden, welche Gründe die Interesselosigkeit hat. |

2

**Tab. 2.40 Tagesstrukturierung.** *(Forts.)*

| Pflegeprobleme | Pflegeziele | Pflegemaßnahmen |
|---|---|---|
| | • Pflegebedürftiger erhält die Möglichkeit, seine eigenen Vorstellung von Beschäftigung umzusetzen. | • Pflegebedürftiger könnte sich für ... begeistern. In den nächsten Tagen versuchen, ein entsprechendes Angebot zu entwickeln.<br>• Pflegebedürftiger erhält in den kommenden ... Wochen die Möglichkeit, seinem Bedürfnis nach Alleinsein nachzukommen.<br>• In den kommenden ... Tagen einen Termin mit dem Seelsorger ausmachen, damit der Pflegebedürftige über die Unzufriedenheit mit seiner Lebenssituation sprechen kann.<br>• In den kommenden ... Tagen als Gesprächspartner zur Verfügung stehen, Änderungen der Stimmung registrieren und ggf. zur Aktivierung nutzen.<br>• Im Kontakt mit dem Pflegebedürftigen maßvoll auf die positiven Aspekte der aktuellen Situation hinweisen. |

**Tab. 2.41 Konzentrationsschwäche.**

| Pflegeprobleme | Pflegeziele | Pflegemaßnahmen |
|---|---|---|
| • Pflegebedürftiger kann sich höchstens fünf Minuten lang auf ein Thema konzentrieren. | • Pflegebedürftiger findet in den kommenden ... Tagen Beschäftigungsmöglichkeiten, die der aktuellen Kapazität entsprechen.<br>• Pflegebedürftiger ist trotz der Einschränkungen zufrieden mit der Tagestruktur. | • In den kommenden ... Tagen Beschäftigungsangebote auswählen, für die die Konzentration weniger wichtig ist.<br>• Pflegebedürftigen zu bewegungsbetonten Gruppenaktivitäten motivieren.<br>• Pflegebedürftigen zu einzelbetreuten Projekten motivieren.<br>• Während der Beschäftigung störende Geräusche ausschalten.<br>• Pflegebedürftigen jeden Tag für ... Stunde(n) durch ehrenamtlichen Helfer beim Spaziergang begleiten lassen.<br>• In den kommenden ... Tagen Rücksprache mit dem Arzt halten, ob eine medizinische Strategie die Konzentrationsschwäche lindern kann. |

**Tab. 2.41 Konzentrationsschwäche.** *(Forts.)*

| Pflegeprobleme | Pflegeziele | Pflegemaßnahmen |
|---|---|---|
| • Pflegebedürftiger leidet unter erheblichem Bewegungsdrang. | • Pflegebedürftiger kann sich ungehindert bewegen.<br>• Pflegebedürftiger findet trotz der Unruhe Gelegenheit, sich sinnvoll zu beschäftigen.<br>• Pflegebedürftiger nimmt mit Gewinn an Gymnastikübungen teil. | • Für den Pflegebedürftigen in den kommenden ... Tagen ein transportables Abspielgerät besorgen (lassen), mit dem er Hörbücher und Musik auch während des Umhergehens hören kann.<br>• Pflegebedürftigen in den kommenden ... Tagen bei verschiedenen bewegungsorientierten Angeboten anmelden.<br>• Körperliche Belastungsgrenze fortlaufend im Auge behalten. |

**Tab. 2.42 Antriebslosigkeit.**

| Pflegeprobleme | Pflegeziele | Pflegemaßnahmen |
|---|---|---|
| • Pflegebedürftiger ist aufgrund depressiver Verstimmung seit ... Tagen nicht in der Lage, sich zu Tätigkeiten aufzuraffen. | • Pflegebedürftiger überwindet das Stimmungstief innerhalb von ... Tagen.<br>• Pflegebedürftiger entwickelt Interesse an seiner Umgebung.<br>• Pflegebedürftiger ist in der Lage, auch positive Aspekte des Lebens zu erkennen und daraus Befriedigung zu beziehen. | • In den kommenden ... Tagen Gespräch mit dem Arzt darüber führen, ob der Pflegebedürftige an einer behandlungspflichtigen Depression leiden könnte.<br>• Verlauf der antidepressiven Therapie sorgfältig beobachten und Beschäftigungsangebote exakt auf das jeweilige Stimmungsniveau zuschneiden.<br>• In den kommenden ... Tagen spezifisch nach suizidalen Tendenzen fragen und dies dokumentieren.<br>• In den kommenden ... Tagen Pflegebedürftigen gezielt zu Aktivitäten motivieren, die seine besonderen Stärken ansprechen.<br>• Pflegebedürftigem in den kommenden ... Tagen angemessenen Rückzug ermöglichen. |
| • Pflegebedürftiger fühlt sich oft gelangweilt. | • Pflegebedürftiger ist an seiner Umwelt interessiert. | • In den kommenden ... Tagen ein Gespräch führen, um herauszufinden, ob die Langeweile in den vorhandenen Angeboten oder im Pflegebedürftigen selbst begründet liegt. |

2

**Tab. 2.42 Antriebslosigkeit.** *(Forts.)*

| Pflegeprobleme | Pflegeziele | Pflegemaßnahmen |
|---|---|---|
| | • Pflegebedürftiger findet eine Beschäftigung, die ihn interessiert.<br>• Pflegebedürftiger unterhält anregende soziale Kontakte. | • Pflegebedürftigen in den kommenden ... Tagen fragen, welche Strategien er früher erfolgreich gegen Langeweile angewendet hat.<br>• Pflegebedürftigen gezielt in verantwortungsvolle Tätigkeiten zum Nutzen der Gemeinschaft (z.B. Gartenpflege, Dienste im Speisesaal, Transport anderer Pflegebedürftiger im Haus, Besorgungen außer Haus) einbinden. |
| • Pflegebedürftiger leidet unter einem sehr geringen Selbstwertgefühl. | • Selbstwertgefühl steigt innerhalb der nächsten ... Tage.<br>• Pflegebedürftiger nimmt seine Existenz als nützlich wahr. | • Pflegebedürftigen in den kommenden ... Tagen gezielt, nachvollziehbar und überzeugend für vergangene und aktuelle Leistungen loben.<br>• Pflegebedürftigen an seine Bedeutung für Bezugspersonen erinnern.<br>• Pflegebedürftigen in den kommenden ... Tagen intensiv zu Beschäftigungen motivieren, für die er gute Fähigkeiten besitzt und dann das positive Ergebnis vor Augen führen.<br>• Pflegebedürftigen in den kommenden Tagen gezielt mit anderen in Gespräche bringen, in denen es um die positive Seiten des Lebens geht.<br>• Im Erzählkreis, den der Pflegebedürftige besucht, das Thema „Was bin ich wert" (o.ä.) behandeln<br>• Pflegebedürftigen gezielt in verantwortungsvolle Tätigkeiten zum Nutzen der Gemeinschaft (z.B. Gartenpflege, Dienste im Speisesaal, Transport anderer Pflegebedürftiger im Haus, Besorgungen außer Haus) einbinden. |

Tab. 2.43 Bettlägerigkeit.

| Pflegeprobleme | Pflegeziele | Pflegemaßnahmen |
|---|---|---|
| • Pflegebedürftiger ist bettlägerig und deshalb in seinem Aktionsradius stark eingeschränkt. | • Pflegebedürftiger empfindet seinen Tagesablauf als abwechslungsreich und sinnvoll.<br>• Pflegebedürftiger beschäftigt sich mit Dingen, die seiner Neigung entsprechen.<br>• Umgebung des Pflegebetts ist nach basal stimulierenden Kriterien gestaltet. | • In den kommenden … Tagen ein Bett mit elektronischer Steuerung beschaffen, dessen Ebenen der Pflegebedürftige ohne Kraftaufwand passend einstellen kann.<br>• In den kommenden … Tagen die Umgebung des Pflegebetts mit ausreichender Beleuchtung ausstatten (lassen).<br>• Pflegebedürftigen nach Interessen befragen und die entsprechenden Utensilien besorgen (lassen)<br>• Telefon und Fernbedienung für den Fernseher stets in unmittelbarer Reichweite platzieren.<br>• Pflegebedürftigem Angebote der Einzelbetreuung vorstellen und sie für ihn organisieren.<br>• …-mal in der Woche den Besuch des Snoezelen-Raums im Bett ermöglichen.<br>• Lagerungshilfsmittel verwenden, die dem Pflegebedürftigen optimale Bewegungsfreiheit ermöglichen. |

## 2.2.10 Die eigene Sexualität leben können

**Definition**

**Die eigene Sexualität leben können:** Feld der menschlichen Kompetenzen, das den Einzelnen in die Lage versetzt, Sexualität nach den eigenen Vorlieben auszuüben und dabei auch auf die Bedürfnisse der Mitmenschen Rücksicht nehmen zu können.

Noch vor der Ausscheidung (▶ Kap. 2.2.6) ist das Thema Sexualität das mit Abstand am stärksten tabubehaftete Thema, mit dem Pflegende sich in ihrer täglichen Arbeit auseinandersetzen. Nur langsam entwickelt sich im Gesundheitswesen die Sensibilität dafür, dass Menschen in jeder Phase ihres Daseins und unter allen Bedingungen auch sexuelle Wesen sind, die spezifische Bedürfnisse bezüglich der Freiräume haben, in denen sie **ihre eigene Sexualität leben können.**

Noch vor wenigen Jahren bezeichnete man diese existenzielle Lebensäußerung in der Pflegeliteratur verschämt mit „Sich als Mann oder Frau fühlen", und vielen Autoren fiel zu dem Thema nicht mehr ein, als den Lesern zu raten, vor dem Betreten eines Zimmers anzuklopfen und pflegebedürftige Menschen gemäß ihrer Geschlechterrolle zu kleiden.
Auch die Architektur von Pflegeeinrichtungen und Krankenhäusern nahm keine Rücksicht auf die Privatsphäre, die eine zwingende Voraussetzung für sexuelle Erlebnisse ist. Man ließ Menschen in Mehrbettzimmern wohnen und gestattete ihnen allenfalls, ihr Bett als Rückzugsort zu betrachten. Noch immer sind Zweibettzimmer (nicht nur für die meist überschaubaren Aufenthalte in Krankenhäusern) durchaus üblich und werden von den Betreibern mit dem Argument der erleichterten Sozialkontakte als nützlich angepriesen.
Tatsächlich gibt es auch aktuell immer noch viel zu wenige sinnvolle pflegerische Strategien, das Thema Sexualität professionell zu betrachten und auf derselben Ebene wie alle anderen ABEDL® zu behandeln. Das liegt gewiss auch daran, dass der gesamte Komplex der Geschlechtlichkeit relativ rasch zu juristischen Problemen führen kann.
Sofern ein pflegebedürftiger Mensch keinen Partner mehr hat oder nicht in der Lage ist, neue Beziehungen einzugehen, bleibt ihm keine Alternative zur Masturbation, um sexuelle Lust zu empfinden. Das Mindeste, was Pflegende tun können, ist diese Aktivitäten mit Wohlwollen zu betrachten, sofern sie sie bemerken. Falls ein pflegebedürftiger Mensch dabei Unterstützung benötigt, etwa durch die Beschaffung pornografischer Medien, sollte dies gewährleistet sein. Völlig klar ist allerdings, das Pflegende keine Grenzüberschreitungen dulden, weder durch verbale noch körperliche Attacken. Die Achtung der Menschenwürde gilt uneingeschränkt in beide Richtungen (▸ Tab. 2.44, ▸ Tab. 2.45).

**Tab. 2.44 Ausübung der Sexualität.**

| Pflegeprobleme | Pflegeziele | Pflegemaßnahmen |
|---|---|---|
| • Pflegebedürftiger leidet unter der Trennung vom Lebenspartner. | • Pflegebedürftiger erhält die Möglichkeit, den Partner ...-mal in der Woche zu Besuch zu empfangen. | • Für die Treffen mit dem Partner geeigneten Raum zur Verfügung stellen.<br>• Wegen der Inkontinenz des Pflegebedürftigen unmittelbar vorher Intimtoilette durchführen.<br>• Wegen der Stuhlinkontinenz unmittelbar vorher zum Abführen anregen und dann Sicherheit schaffen, z. B. mit einem Analtampon.<br>• Pflegebedürftigen vor den Treffen versichern, dass keine Störung der Zweisamkeit eintreten wird. |

**Tab. 2.44 Ausübung der Sexualität.** *(Forts.)*

| Pflegeprobleme | Pflegeziele | Pflegemaßnahmen |
|---|---|---|
| | • Die Treffen der Partner finden unter Wahrung der Intimsphäre und ohne die Anwesenheit anderer Menschen statt.<br>• Pflegebedürftiger ist für die Treffen mit dem Partner besonders gepflegt. | • Sorge tragen, dass niemand das Zimmer betritt, in dem die Partner sich aufhalten.<br>• Transport des Pflegebedürftigen in die Wohnung des Lebenspartners organisieren.<br>• Als Gesprächspartner für Fragen zu sexuellen Problemen zur Verfügung stehen.<br>• In den nächsten … Tagen Kontakt zu Sexualberatern herstellen und zu einem Gespräch mit dem Pflegebedürftigen einladen.<br>• Unterstützung bei der Besorgung von Hilfsmitteln (z. B. Gleitgel) leisten.<br>• Das Thema Sexualität uneingeschränkt zugewandt, ernsthaft und ohne Vorurteile angehen. |
| • Pflegebedürftiger hat Bedarf nach Hilfsmitteln zur Ausübung seiner sexuellen Bedürfnisse und kann sie selbstständig nicht beschaffen. | • Pflegebedürftiger ist in der Lage, sich nach Bedarf und ungestört selbst zu befriedigen.<br>• Pflegebedürftiger erlebt Akzeptanz seiner Wünsche.<br>• Pflegebedürftiger hat alle Hilfsmittel zur Verfügung, die er für seine sexuellen Aktivitäten benötigt. | • Nach Bedarf die Möglichkeit schaffen, für einen längeren Zeitraum mit unbekleidetem Unterkörper im Bett zu verweilen.<br>• Einmaltücher, Abfalltüte und Gleitgel in Griffweite platzieren.<br>• Ungestörte Zeit ohne die Anwesenheit anderer Menschen einräumen.<br>• Zugang zu Medien mit sexuellen Inhalten verschaffen (z. B. Bestellungen im Internet, Besorgung in Sexshops).<br>• Zugang zu anderen Hilfsmitteln (z. B. Gleitgel, Vibrator) beschaffen (z. B. Bestellungen im Internet, Besorgung in Sexshops).<br>• Pflegebedürftigen durch das Einlegen entsprechender Filme in DVD-Spieler oder Computer unterstützen.<br>• Zeitschriften mit Abbildungen von Sexualität in der Reichweite des Pflegebedürftigen platzieren. |

2

**Tab. 2.44 Ausübung der Sexualität.** *(Forts.)*

| Pflegeprobleme | Pflegeziele | Pflegemaßnahmen |
|---|---|---|
| | | • Grundsätzlich niemals ohne Anklopfen oder eine andere wahrnehmbare Anmeldung das Zimmer des Pflegebedürftigen betreten |

**Tab. 2.45 Sexuelle Gewalt.**

| Pflegeprobleme | Pflegeziele | Pflegemaßnahmen |
|---|---|---|
| • Pflegebedürftiger hat sexuelle Gewalt erlebt und ist davon traumatisiert. | • Pflegebedürftiger nimmt sich als handlungsmächtige Person mit sexueller Integrität wahr.<br>• Pflegebedürftiger integriert die Gewalterfahrungen in den gesamten Zusammenhang seiner Biografie.<br>• Pflegebedürftiger kann seine Sexualität selbstbestimmt und angstfrei leben. | • Im Zuge der Anamnese Informationen über die Interpretation des Intimbereichs durch den Pflegebedürftigen eruieren und explizit in der Pflegedokumentation festhalten.<br>• Therapeutischen Rahmen schaffen, in dem der Pflegebedürftige seine Erfahrungen verbalisieren und bearbeiten kann.<br>• So weit wie möglich gleichgeschlechtliche Pflegebeziehungen ermöglichen.<br>• Atmosphäre der Sicherheit schaffen, in der der Pflegebedürftige beruhigt agieren kann.<br>• Aufforderungen und Ansprache sorgsam formulieren (nicht z. B. „Machen Sie bitte die Beine breit!“).<br>• Schlüsselreize vermeiden, z. B. Annäherung in schummrig beleuchteten Räumen.<br>• Pflegebedürftigen seine Genitalien sofern irgend möglich selbst waschen lassen.<br>• Intimpflege ausschließlich durch gleichgeschlechtliche Pflegekräfte.<br>• Großflächige, feste und zielgerichtete Berührungen zur Reinigung des Intimbereichs anwenden.<br>• Unbekleideten Pflegebedürftigen stets den Blicken Dritter entziehen. |

**Tab. 2.45 Sexuelle Gewalt.** *(Forts.)*

| Pflegeprobleme | Pflegeziele | Pflegemaßnahmen |
|---|---|---|
| | | • Beim Besprechen von Themen, die die Sexualität berühren auch wörtlich „auf Augenhöhe" gehen, also den Kopf auf dasselbe Niveau bringen, um den Eindruck hierarchischer Unterschiede zu vermeiden. |
| • Pflegebedürftiger überschreitet gegenüber Pflegekräften die Grenzen sexueller Selbstbestimmung. | • Pflegebedürftiger kennt die Grenzen der sexuellen Selbstbestimmung und respektiert sie.<br>• Pflegebedürftiger befindet sich ausschließlich in Situationen, die sexuelle Übergriffe ausschließen.<br>• Pflegekräfte verrichten ihre Arbeit ohne das Risiko, Übergriffen ausgesetzt zu sein. | • Gleichgeschlechtliche Pflegebeziehungen einrichten.<br>• Pflegebedürftigen in einem Gespräch deutlich darauf hinweisen, dass unsittliche Berührungen inakzeptabel sind; Pflegedienstleitung zu dem Gespräch bitten.<br>• Unmittelbar nach einem sexuellen Übergriff mit deutlichen Worten Distanz herstellen und Abneigung gegen diese Form des Umgangs formulieren.<br>• Bereits bei Andeutungen konsequent ablehnend reagieren.<br>• Vorbereitungen zu den Übergriffen unterbrechen.<br>• Körperliche Distanz zum Pflegebedürftigen herstellen, sobald sich ein Übergriff abzeichnet.<br>• Pflegekräfte, die Übergriffen ausgesetzt waren, vor künftigen 1 : 1-Situationen mit dem Pflegebedürftigen bewahren.<br>• Pflegebedürftigen umgehend darauf hinweisen, dass seine verbalen Übergriffe absolut inakzeptabel sind.<br>• In Abhängigkeit von der Massivität der Übergriffe und der Einschätzung des Betroffenen juristische Konsequenzen einleiten. |
| • Pflegebedürftiger überschreitet in der Öffentlichkeit mit sexuellen Handlungen | • Pflegebedürftiger ist informiert, dass dieses Verhalten inakzeptabel ist. | • Pflegebedürftigen umgehend mit geeigneten Textilien bedecken.<br>• Pflegebedürftigen in einen geschützten Raum führen, in dem er den Blicken der Öffentlichkeit entzogen ist. |

2

Tab. 2.45 Sexuelle Gewalt. (Forts.)

| Pflegeprobleme | Pflegeziele | Pflegemaßnahmen |
|---|---|---|
| die Grenzen gesellschaftlicher Toleranz. | • Der Anblick ist der Öffentlichkeit umgehend entzogen.<br>• Pflegebedürftiger erhält (sofern möglich) Gelegenheit, sein aktuelles Bedürfnis allein auszuleben. | • Pflegebedürftigen in einem Gespräch unmittelbar nach dem Vorfall erläutern, dass diese Form sexueller Betätigung in der Öffentlichkeit nicht akzeptiert ist.<br>• Pflegebedürftigen mit aktuell verringerter Hemmschwelle nicht an Ausflügen in die Öffentlichkeit teilnehmen lassen. |
| • Pflegebedürftiger überschreitet gegenüber wehrlosen Menschen die Grenzen sexueller Selbstbestimmung. | • Pflegebedürftiger ist zuverlässig gehindert, diese Übergriffe weiterhin zu unternehmen.<br>• Die potenziellen Opfer der Übergriffe können angstfrei leben. | • Pflegebedürftigen mit entsprechender Anamnese an der körperlichen Nähe zu anderen pflegebedürftigen Menschen hindern.<br>• Zeichen ernst nehmen, die auf einen kommenden Übergriff hindeuten. Potenzielles Opfer angemessen schützen und aus dem Zugriff des Aggressors entfernen.<br>• Umgehend ein Gespräch mit dem übergriffigen Pflegebedürftigen führen und eruieren, welche sexuellen Bedürfnisse und Defizite vorliegen und wie das Pflegeteam unter den bestehenden Bedingungen unterstützend wirken kann.<br>• Pflegebedürftigen mit pflegerisch unbeeinflussbarer Neigung zu Übergriffen nach Rücksprache mit dem Arzt einer psychiatrischen Behandlung zuführen.<br>• Im Moment des Bemerkens den Übergriff beenden, notfalls unter dem Einsatz körperlicher Kraft.<br>• Opfer des Übergriffs in Abhängigkeit von dessen Massivität umgehend einer ärztlichen Untersuchung zuführen. |

**Tab. 2.45 Sexuelle Gewalt.** *(Forts.)*

| Pflegeprobleme | Pflegeziele | Pflegemaßnahmen |
|---|---|---|
| | | • In Abhängigkeit von der Massivität der Übergriffe und der Einschätzung des Betroffenen juristische Konsequenzen einleiten. |

## 2.2.11 Für sichere und fördernde Umgebung sorgen können

**Definition**

**Für sichere und fördernde Umgebung sorgen können:** Feld der menschlichen Kompetenzen, das sich auf die Fähigkeit bezieht, sich vor Risiken zu schützen, die persönliche Umgebung nach dem individuellen Sicherheitsbedürfnis zu gestalten und die persönliche Gesundheit durch vorbeugende Maßnahmen sowie einen angemessenen Lebensstil zu erhalten.

Der Wunsch nach Unversehrtheit ist tief in den Menschen verankert und sie sind bereit, viel dafür zu tun, dieses Ziel zu erreichen. In gesunden Zeiten bezieht sich der Anspruch, für eine **sichere und fördernde Umgebung sorgen zu können,** auf weite Teile der Existenz. Dazu gehören ein finanzielles Auskommen, die Sorge um Familienmitglieder (vor allem, wenn es sich um Kinder handelt), der Schutz vor Übergriffen durch andere Menschen, die emotionale Erfahrung von Geborgenheit durch den Kontakt mit Familienmitgliedern und Freunden sowie ein ungefährdeter Lebensmittelpunkt, z. B. eine Wohnung.

Es ist ein Merkmal für Selbstständigkeit, wenn Menschen diesem Bedürfnis uneingeschränkt nachgehen können.

Pflegende sind jedoch oft mit Pflegebedürftigen konfrontiert, die aufgrund psychischer Erkrankungen, kognitiver Defizite oder anderen Einschränkungen der körperlichen Fähigkeiten nicht in der Lage sind, Gefahren zu erkennen oder ihnen in angemessener Weise aus dem Weg zu gehen. Auch die Pflege sozialer Kontakte kann aus vielfältigen Gründen unmöglich gemacht sein.

Es kommt darauf an, Gefahrenpotenziale zu erkennen und entsprechende Maßnahmen zu ergreifen, um sie auszuschalten. Das beginnt auf einer einfachen Ebene, indem Pflegende pflegebedürftigen Menschen Hilfsmittel für die Bewegung zur Verfügung stellen, Sturzrisiken durch die sachgerechte Gestaltung der Umgebung minimieren (z. B. hellere Lichtquellen einbauen, Stolperfallen entfernen) oder Notrufsysteme installieren.

Menschen, die durch Blutungsgefahr oder Suizidneigung gefährdet sind, benötigen z. B. eine intensive Aufklärung über die Vermeidung von Verletzungsrisiken oder im Fall eines drohenden Suizids eine qualifizierte Behandlung.

Wenn eine Weglaufgefahr besteht, etwa bei demenzkranken Menschen, geraten Pflegende relativ rasch in eine aus juristischer Sicht konfliktträchtige Stellung. Alle Maßnahmen der Freiheitsentziehung bedürfen einer richterlichen Anordnung und es ist keinesfalls gestattet, sie mit dem Argument größerer Sicherheit ohne diese Erlaubnis anzuwenden. Eine Ausnahme besteht, wenn jemandem eine akute Gefahr für Leib und Leben droht, die nicht durch alternative Maßnahmen zu beheben ist. In diesem Fall können Pflegende unverzüglich tätig werden, müssen aber sofort den behandelnden Arzt informieren, der dann das rechtlich korrekte Genehmigungsverfahren einleitet (▶ Tab. 2.46, ▶ Tab. 2.47).

**Tab. 2.46 Chronische Erkrankungen.**

| Pflegeprobleme | Pflegeziele | Pflegemaßnahmen |
|---|---|---|
| • Pflegebedürftiger leidet an einer psychiatrischen Erkrankung, die seine Selbstständigkeit bedroht. | • Pflegebedürftiger verfügt über ein soziales Netz, in dem er weitgehend selbstbestimmt leben kann.<br>• Stigmatisierung ist zuverlässig verhindert.<br>• Nachteilige Folgen der Erkrankung sind zuverlässig verhindert.<br>• Suizidalität besteht nicht und das Risiko der Selbsttötung ist zuverlässig ausgeschlossen. | • In dem Anamnesegespräch Informationen über Dauer, Verlauf und Art der Erkrankung sammeln und dokumentieren.<br>• Kontaktdaten des behandelnden Psychiaters/der behandelnden Klinik in die Dokumentation aufnehmen.<br>• Strategien des Pflegebedürftigen zum Umgang mit der Erkrankung erheben.<br>• Maß der sozialen Einbindung beurteilen.<br>• Ressourcen des Pflegebedürftigen zur eigenständigen Gestaltung seines Lebens ermitteln.<br>• Hilfen zur Bewältigung von Defiziten anbieten und mit Zustimmung des Pflegebedürftigen leisten.<br>• In den nächsten … Tagen Kontakt zu einer Selbsthilfegruppe herstellen und Pflegebedürftigen zum Besuch der Treffen motivieren.<br>• Umfang der Selbstpflegefähigkeiten abschätzen und konkrete Hilfsangebote unterbreiten.<br>• Wahninhalte zugewandt zur Kenntnis nehmen aber deutliche Distanzierung davon zum Ausdruck bringen.<br>• Entwicklung von Zwängen beobachten, dokumentieren und bei Bedarf an den Arzt berichten. |

| Tab. 2.46 Chronische Erkrankungen. *(Forts.)* | | |
|---|---|---|
| **Pflegeprobleme** | **Pflegeziele** | **Pflegemaßnahmen** |
| | | • Pflegebedürftigem angemessene Beschäftigungsangebote unterbreiten; zur Teilnahme motivieren.<br>• An Terminabsprachen erinnern und zur Einhaltung motivieren.<br>• Compliance bezüglich der Arzneimitteleinnahme beobachten und dokumentieren.<br>• Schwindende Compliance als Zeichen der Krankheitsverschlechterung erkennen und umgehend den Arzt informieren.<br>• Essensgewohnheiten und deren Veränderungen im Verlauf beobachten und dokumentieren.<br>• Zeichen einer Fehlernährung wahrnehmen und in Zusammenarbeit mit Arzt, Diätassistentin und Betroffenem einen Speiseplan erstellen, der den individuellen Wünschen entspricht und eine bedarfsgerechte Nährstoffzufuhr sichert. |
| • Pflegebedürftiger ist desorientiert. | • Pflegebedürftiger ist gegen negative Folgen seiner Weglauftendenz zuverlässig geschützt.<br>• Pflegebedürftiger lebt unter Umständen, die eine Gefahr der unbeabsichtigten Selbstverletzung ausschließen. | • Während der Anamnese klären, in welchen Qualitäten mangelndes Orientierungsvermögen vorliegt.<br>• Assistenz an den spezifischen Ressourcen und Defiziten ausrichten.<br>• Ausreichende Ernährung und Flüssigkeitszufuhr sicherstellen.<br>• ...-mal täglich an die Nahrungsaufnahme erinnern/Essen eingeben.<br>• ...-mal täglich an das Trinken erinnern/Flüssigkeit eingeben.<br>• Arzneimittel aus dem unmittelbaren Zugriff entfernen und in Einzelportionen zur Verfügung stellen; Einnahme kontrollieren; Arzneimittel eingeben. |

2

**Tab. 2.46 Chronische Erkrankungen.** *(Forts.)*

| Pflegeprobleme | Pflegeziele | Pflegemaßnahmen |
|---|---|---|
| | • Pflegebedürftiger findet sich mit Hilfe in seinem Tagesablauf zurecht.<br>• Bedarfsgerechte Ernährung des Pflegebedürftigen ist gesichert.<br>• Medizinisch notwendige Therapien sind gesichert. | • Umgebung auf Verletzungsrisiken und andere Gefährdungspotenziale untersuchen und entsprechende Umstände innerhalb von … Tagen beseitigen.<br>• Validierende Gesprächshaltung einnehmen, um Weglauftendenz günstig zu beeinflussen.<br>• Bilder des Pflegebedürftigen, Angaben der wichtigsten biografischen Daten, Bilder von nahen Bezugspersonen in der unmittelbaren Umgebung aufhängen, um einen sichtbaren Bezug zur eigenen Person herzustellen.<br>• Täglich mindestens einmal Informationen über das aktuelle Datum und die Jahreszeit übermitteln, um dem Pflegebedürftigen Unterstützung bei der zeitlichen Orientierung zu liefern.<br>• Eine gut erkennbare Uhr mit großem Zifferblatt im Blickfeld des Pflegebedürftigen aufhängen, um ihn bezüglich der Tageszeit zu orientieren.<br>• Türen mit leicht verständlichen Piktogrammen versehen, um die örtliche Orientierung zu erleichtern.<br>• Begleitservice für Besorgungen und andere Wege organisieren.<br>• Tagesablauf klar strukturieren und in überschaubare Einheiten gliedern.<br>• Reizüberflutung vermeiden, z. B. Beschäftigungsangebote in kleineren Gruppen auswählen.<br>• Angemessene Erholungsphasen gewährleisten.<br>• Nachtlicht während des Schlafens brennen lassen.<br>• Verhalten des Pflegebedürftigen engmaschig überwachen und Situationen umgehend entschärfen, in denen Verwirrung entsteht. |

**Tab. 2.46 Chronische Erkrankungen.** *(Forts.)*

| Pflegeprobleme | Pflegeziele | Pflegemaßnahmen |
|---|---|---|
| • Pflegebedürftiger leidet an zerebralen Krampfanfällen *(Epilepsie)*. | • Pflegebedürftiger befindet sich unter ausreichend enger Überwachung.<br>• Pflegebedürftiger verfügt über Hilfsmittel, die eine Verletzung in Folge eines Krampfes verhindern, und wendet sie sachgerecht an.<br>• Pflegebedürftiger empfindet seine Lebensqualität als befriedigend.<br>• Pflegebedürftiger ist darüber informiert, welche Tätigkeiten und Situationen er wegen seiner Erkrankung meiden sollte, und setzt diese Regeln um. | • Beim Anfall:<br>– Pflegebedürftigen nicht allein lassen.<br>– Pflegebedürftigen wenn möglich vor einem Sturz bewahren und auf den Boden gleiten lassen.<br>– Potenziell gefährdende Gegenstände aus der Reichweite räumen.<br>– (Not-)Arzt benachrichtigen.<br>– Nach dem Anfall in die stabile Seitenlage bringen.<br>– Gegebenenfalls Mund von Erbrochenem befreien.<br>– Pflegebedürftigen auf Verletzungen kontrollieren (auch Mundhöhle)<br>– Anfalltyp und -länge beobachten und dokumentieren.<br>• Im Anamnesegespräch die bekannten anfallsauslösenden Faktoren erfragen und in der Folge vermeiden helfen.<br>• Pflegebedürftigen zu einem regelmäßigen Tagesablauf, ausreichendem Schlaf sowie den Verzicht auf Alkohol und andere Rauschmittel motivieren.<br>• Compliance des Pflegebedürftigen bezüglich der Arzneimitteleinnahme beobachten und diesbezüglich ggf. Hilfe anbieten.<br>• Zur Verwendung einer angemessenen Schutzausrüstung motivieren (z. B. Helm).<br>• Pflegebedürftigen ermutigen, sich zu melden, sobald er Vorboten eines Anfalls bemerkt (*Aura*).<br>• Beschäftigungsprogramm erarbeiten, von dem für Epileptiker kein erhöhtes Risiko ausgeht.<br>• Snoezelen ausschließlich ohne den Einsatz von flackerndem Licht anbieten. |

2

| Tab. 2.46 Chronische Erkrankungen. *(Forts.)* | | |
|---|---|---|
| **Pflegeprobleme** | **Pflegeziele** | **Pflegemaßnahmen** |
| • Pflegebedürftiger leidet an einer gesteigerten Infektanfälligkeit. | • Pflegebedürftiger ist über die Ursachen seiner Krankheitsneigung informiert und verhält sich sachgerecht.<br>• Infekte sind weitgehend vermieden.<br>• Pflegebedürftiger setzt protektives Verhalten im Alltag um.<br>• Pflegebedürftiger (mit HIV) ist sich seiner Infektiosität bewusst und verhält sich entsprechend. | • Im Anamnesegespräch die Art und Ursache der Infektneigung näher erfragen.<br>• Risikofaktoren minimieren durch Empfehlung, saisonale Impfungen wahrzunehmen.<br>• Fortlaufend Befinden des Pflegebedürftigen überwachen.<br>• In Monaten, für die Erkältungskrankheiten typisch sind, Pflegebedürftigen daran erinnern, Menschenansammlungen zu meiden, mindestens ...-mal am Tag die Hände gründlich zu waschen, vitaminreiche Kost zu essen.<br>• Nach Wunsch des Pflegebedürftigen abhärtende Maßnahmen wie Wassergymnastik nach Kneipp ermöglichen.<br>• Auf die Verwendung witterungsgerechter Kleidung achten und ggf. dazu motivieren.<br>• Nach Erfordernis ...-mal am Tag Vitalzeichen kontrollieren und Ergebnisse dokumentieren.<br>• Täglich gesamten Körper auf Zeichen von Infektionen, Entzündungen oder anderen Veränderungen inspizieren; bei verdächtigen Befunden umgehend den Arzt informieren.<br>• Zusätzlich bei HIV-Infektion:<br>– Täglich Unterstützung bei der sehr komplexen medikamentösen Therapie gewährleisten, z. B. Tabletten richten.<br>– Motivation zu einem geregelten Tagesablauf<br>– Ausgewogene Ernährung sicherstellen und b. B. entsprechenden Speiseplan gemeinsam mit der Diätassistentin erstellen. |

**Tab. 2.46 Chronische Erkrankungen.** *(Forts.)*

| Pflegeprobleme | Pflegeziele | Pflegemaßnahmen |
|---|---|---|
| | | – Ausgewogenes Bewegungsprogramm anbieten und zur Teilnahme motivieren.<br>– Zum Verzicht auf Alkohol und Nikotin motivieren; Entwöhnungsprogramme vorschlagen und bei Bedarf so schnell wie möglich eine Teilnahme organisieren.<br>– Gespräche zugewandt führen und Ängste des Pflegebedürftigen ernst nehmen. |

**Tab. 2.47 Pflegerische und medizinische Interventionen.**

| Pflegeprobleme | Pflegeziele | Pflegemaßnahmen |
|---|---|---|
| • Pflegebedürftiger nimmt zahlreiche Arzneimittel ein. | • Pflegebedürftiger ist mit Art, Wirkung und Einnahmemuster der Präparate vertraut.<br>• Pflegebedürftiger verfügt permanent über angemessene Vorräte und der Nachschub ist gesichert.<br>• Pflegebedürftiger ist der medizinischen Therapie gegenüber positiv eingestellt und befolgt die ärztlichen Anweisungen. | • Im Anamnesegespräch eruieren, ob der Pflegebedürftige über Art, Wirkungen und Begleiterscheinungen seiner verordneten Arzneimittel informiert ist.<br>• Fähigkeit beurteilen, die Arzneimittel selbstständig einzunehmen.<br>• Täglich Portionierung und Herrichten der Arzneimittel für den Pflegebedürftigen übernehmen.<br>• Jede einzelne Arzneimitteleinnahme überwachen.<br>• Pflegebedürftigen aufklären über Risiken, die aus der eigenmächtigen Einnahme von Arzneimitteln entstehen können.<br>• Zeichen für das Horten von Arzneimitteln als suizidale Tendenz bewerten und umgehend den Arzt informieren.<br>• Vorhandene Arzneimittelvorräte im Überblick behalten und rechtzeitig die fortlaufende Rezeptierung durch den Arzt bzw. Lieferung von der Apotheke organisieren. |

2

**Tab. 2.47 Pflegerische und medizinische Interventionen.** *(Forts.)*

| Pflegeprobleme | Pflegeziele | Pflegemaßnahmen |
|---|---|---|
| | • Pflegebedürftiger akzeptiert Unterstützung beim Therapiemanagement. | • Pflegebedürftigen fortlaufend auf Zeichen unerwünschter Arzneimittelwirkungen beobachten und bei einem Auftreten dieser Wirkungen umgehend den Arzt benachrichtigen.<br>• Sorgfältig auf Gewöhnungseffekte achten und Arzt frühzeitig darauf aufmerksam machen.<br>• Fortlaufend beobachten, ob die verordneten Arzneimittel den gewünschten Effekt erzielen, ansonsten Arzt benachrichtigen.<br>• Arzneimittel so verwahren, dass der Zugriff durch Unbefugte ausgeschlossen ist. |
| • Pflegebedürftiger ist dialysepflichtig | • Pflegebedürftiger hält sich an die Vorschriften zur Flüssigkeitsbeschränkung.<br>• Pflegebedürftiger kennt die diätetischen Empfehlungen und setzt sie gewissenhaft um.<br>• Pflegebedürftiger verfügt über Strategien, trotz seiner körperlichen Schwäche sein Leben sinnvoll zu gestalten. | • Shunt täglich mit dem Stethoskop kontrollieren (Strömungsgeräusch).<br>• Shunt täglich auf Rötungen, Schwellungen, Blutungen kontrollieren.<br>• Tägliche Vitalzeichenkontrolle (Blutdruck, Puls, Körpergewicht, Temperatur) und Dokumentation der Befunde.<br>• Tägliche Inspektion des gesamten Körpers auf Einblutungen.<br>• Täglich den allgemeinen Hautzustand auf Veränderungen und Schäden durch die Einlagerung harnpflichtiger Substanzen kontrollieren. Sorgfältige tägliche Pflege mit fettenden Salben. Auf Wunsch Ölbäder durchführen.<br>• Pflegebedürftigen fortlaufend an die ärztlich individuell festgelegte Trinkmengenbegrenzung erinnern und deren Einhaltung überwachen.<br>• Pflegebedürftigen motivieren, ein Einfuhrprotokoll zu führen. |

**Tab. 2.47 Pflegerische und medizinische Interventionen.** *(Forts.)*

| Pflegeprobleme | Pflegeziele | Pflegemaßnahmen |
|---|---|---|
| | • Pflegebedürftiger ist in der Lage, für die notwendige spezielle Körperpflege zu sorgen, und erhält hierbei zuverlässige Unterstützung.<br>• Pflegebedürftiger hat Lebensmut und ist sich seiner Ressourcen gewiss. | • Eiweißzufuhr über die Nahrung an den jeweiligen Laborwerten orientieren. Die Kost soll phosphat- und kaliumarm sein. Enge Zusammenarbeit mit der Diätassistentin organisieren.<br>• Dialysetermine in der Dokumentation vermerken und regelmäßigen Transport sicherstellen, z. B. mit dem Taxi.<br>• Wochenplan so strukturieren, dass der Pflegebedürftige nach der Dialyse Ruhephasen einhalten kann.<br>• Auf Stimmungsschwankungen des Pflegebedürftigen mit professioneller Distanz und zugewandt reagieren. |

## 2.2.12 Soziale Kontakte und Beziehungen aufrechterhalten können

### Definition

**Soziale Kontakte und Beziehungen aufrechterhalten können:** Feld der menschlichen Kompetenzen, das sich auf zwischenmenschliches Miteinander bezieht und die Pflege von Freund- und Bekanntschaften ebenso umfasst wie die Fähigkeit, in einem angemessenen Ausmaß allein zu sein.

Zu dieser ABEDL® gehören drei Unterkategorien, die jeweils unterschiedliche Facetten der Aufrechterhaltung sozialer Kontakte und Beziehungen beleuchten.

### In Kontakt sein und bleiben

In der Formulierung „in Kontakt sein und bleiben“ geht es um die Fähigkeit, andere Menschen kennenzulernen und im weiteren Verlauf die eingegangenen Beziehungen zu pflegen, wachsen zu lassen und zu vertiefen. Dies setzt die Fähigkeit zu Kompromissen voraus, denn Menschen sind unterschiedlich. Ein länger dauernder Kontakt wird relativ sicher mit Differenzen einhergehen. Solche Spannungen akzeptieren und als einen selbstverständlichen Teil der intensiven Kommunikation begreifen zu können, ist eine wesentliche Basis der menschlichen Sozialisation.

2

## Mit belastenden Beziehungen umgehen

Das Scheitern von Beziehungen gehört zu den unumgänglichen biografischen Erfahrungen. Es ereignet sich zwischen Ehe- und Lebenspartnern genauso wie zwischen engen Freunden und etwas entfernteren Bekannten. Persönliche Reife und Autonomie zeigen sich auch daran, dass die Betroffenen mit solchen (meist) unerwünschten Entwicklungen sozialer Kontakte souverän umgehen.

## Unterstützende Beziehungen erhalten, erlangen, wiedererlangen

Beziehungen, die einen Menschen in seinem Selbstverständnis, seinen sozialen Rollen und seinem Bedürfnis nach zwischenmenschlicher Nähe unterstützen, bilden den wichtigsten Aspekt des Zusammenlebens.
Die Balance zwischen den Ansprüchen des Individuums und der Gemeinschaft ist sehr zerbrechlich. Körperliche und psychische Erkrankungen sowie seelische Verletzungen, die sich aus dem Zusammenleben ergeben, können das Gleichgewicht zerstören. Dann agiert der Betroffene entweder stark selbstbezogen oder im Gegenteil überwiegend fremdbestimmt. In beiden Fällen liegt ein Verlust des Selbstwertgefühls vor. Im Extremfall sind die Betroffenen nicht sozialfähig und leben isoliert (▶ Tab. 2.48).

**Tab. 2.48 Risiko der sozialen Isolation.**

| Pflegeprobleme | Pflegeziele | Pflegemaßnahmen |
|---|---|---|
| • Pflegebedürftiger zieht sich von allen engen Bezugspersonen zurück. | • Pflegebedürftiger spricht über seine Wünsche und Bedürfnisse.<br>• Pflegebedürftiger kennt die Ursachen für seinen Rückzug und kann darüber reflektieren.<br>• Pflegebedürftiger überwindet die Isolation und beginnt, am Gemeinschaftsleben teilzunehmen.<br>• Pflegebedürftiger äußert Kontaktwünsche. | • Bei den ersten Zeichen in einem Gespräch ohne Zeitdruck die Ursachen für den Rückzug klären.<br>• Bei bestehenden körperlichen Ursachen innerhalb von ... Tagen Hilfsmittelbedarf klären, z. B. Gehhilfen, Brille, Hörgerät, und nach Absprache mit dem Arzt beschaffen. Gegebenenfalls einen Termin zur Konsultation entsprechender Ärzte ausmachen.<br>• Bei der Kontaktsuche und -aufnahme unterstützen.<br>• Gewohnte Aktivitäten fördern.<br>• Bei Wunsch des Pflegebedürftigen so schnell wie möglich Hilfe anderer Berufsgruppen initiieren. |

**Tab. 2.48 Risiko der sozialen Isolation.** *(Forts.)*

| Pflegeprobleme | Pflegeziele | Pflegemaßnahmen |
|---|---|---|
| | • Pflegebedürftiger fühlt sich verstanden.<br>• Pflegebedürftiger findet eigene Ressourcen für seine soziale Einbindung.<br>• Pflegebedürftiger verfügt über Selbstwertgefühl und kann es im Miteinander einsetzen.<br>• Pflegebedürftiger unterhält befriedigende Kontakte zu seinen Bezugspersonen.<br>• Pflegebedürftiger sucht und findet neue Kontakte. | • Fortlaufend über Angebote zur Freizeitgestaltung informieren, z. B. Singkreis, Gymnastikgruppe, Tanzkreis, Aktivitäten der Kirchengemeinde, öffentliche Veranstaltungen in der Nähe. Falls notwendig, ehrenamtliche Begleitung oder Fahrdienst organisieren. |
| • Pflegebedürftiger beschäftigt sich in Gedanken viel mit seinem Vater, der ihn im Kindesalter oft heftig geschlagen hat, und kann mit diesen Erlebnissen keinen Frieden schließen. | • Pflegebedürftiger wendet erfolgreich Strategien an, um die unkorrigierbaren biografischen Erlebnisse annehmen zu können.<br>• Pflegebedürftiger findet Gesprächspartner, mit denen er seine tiefe Ver- | • Zeitnah zur ersten Mitteilung des Problems die Einstellungen des Pflegebedürftigen zu dieser Beziehung und ihren Ergebnissen in Erfahrung bringen. Die Wahl des geeigneten Zeitpunkts liegt beim Pflegebedürftigen.<br>• Bei Bedarf Hilfe anderer Berufsgruppen initiieren.<br>• Über therapeutische Unterstützung informieren, z. B. Biografiearbeit, Seelsorge, Psychotherapie. |

2

Tab. 2.48 Risiko der sozialen Isolation. *(Forts.)*

| Pflegeprobleme | Pflegeziele | Pflegemaßnahmen |
|---|---|---|
| | letzung sinnvoll besprechen kann.<br>• Pflegebedürftiger ist trotz seiner Erlebnisse in der Lage, neue Kontakte zu knüpfen.<br>• Pflegebedürftiger fühlt sich verstanden.<br>• Pflegebedürftiger erhält die Möglichkeit, eigene Fehler zu korrigieren (sofern möglich).<br>• Pflegebedürftiger hat die Beziehung zu dem gewalttätigen Vater für sich befriedigend verarbeitet. | |
| • Pflegebedürftiger lehnt seit einem heftigen Streit den Besuch seiner Tochter kategorisch ab. | • Pflegebedürftiger kennt Strategien zur Konfliktbewältigung und wendet sie angemessen an.<br>• Pflegebedürftiger fühlt sich durch die Wiederaufnahme der Beziehung gestärkt. | • In engem zeitlichen Zusammenhang zu der Entstehung des Problems in einem Gespräch die Hintergründe des Streits klären.<br>• Während des Austauschs über den Streit unparteiisch bleiben und die Schilderungen des Pflegebedürftigen lediglich zugewandt spiegeln.<br>• Subjektive Bedeutung von zwischenmenschlichen Beziehungen für den Pflegebedürftigen klären.<br>• Aktuelles Interesse an der Fortsetzung der Beziehung in Erfahrung bringen. |

**Tab. 2.48 Risiko der sozialen Isolation.** *(Forts.)*

| Pflegeprobleme | Pflegeziele | Pflegemaßnahmen |
|---|---|---|
| | • Pflegebedürftiger ist in der Lage, sich selbst kritisch zu beurteilen, und schätzt seine eigene Verantwortung für die Kontaktpflege realistisch ein.<br>• Pflegebedürftiger passt seine Erwartungen an die Leistungsfähigkeit der Bezugsperson an.<br>• Pflegebedürftiger hat das Gefühl, selbst etwas zu der Beziehung beitragen zu können und für seine Tochter wichtig zu sein.<br>• Pflegebedürftiger zeigt ein ausgeglichenes Selbstwertgefühl.<br>• Pflegebedürftiger unterhält einen befriedigenden und stabilen Kontakt zu seiner Tochter. | • Unterstützung bei der Wiederaufnahme der abgebrochenen Beziehung leisten, z. B. nach Rücksprache mit dem Pflegebedürftigen einen ersten Anruf führen.<br>• Klärende Gespräche anbieten, ggf. mit Seelsorgern oder Psychologen.<br>• Gewohnte Aktivitäten fördern, um die emotionale Spannung abzubauen, dazu über Angebote der Freizeitgestaltung informieren, z. B. Sing- oder Gesprächskreis, Gymnastikgruppe, Tanzkreis, Aktivitäten der Kirchengemeinde, Vereine, öffentliche Veranstaltungen; ggf. Fahrdienst bzw. ehrenamtliche Begleitung organisieren. |

## 2.2.13 Mit existenziellen Erfahrungen umgehen und sich dabei entwickeln können

2

**Definition**

**Mit existenziellen Erfahrungen umgehen und sich dabei entwickeln können:** Feld der menschlichen Kompetenzen, das die Verarbeitung der persönlichen Biografie betrifft und die Fähigkeit umfasst, eigene Erlebnisse sinnvoll in das private Lebenskonzept einzufügen.

### Fördernde Erfahrungen machen

Zu den **fördernden Erfahrungen** zählen sehr verschiedene Aspekte, die überwiegend aus dem Kontakt zu anderen Menschen entstehen. Grundlegend sind fast immer die frühkindlichen Erlebnisse mit den Eltern. Im besten Fall entwickelt sich daraus das Urvertrauen in die Verlässlichkeit von Bezugspersonen, das dem Menschen dann lebenslang als Grundmuster erhalten bleibt.

### Mit belastenden Erfahrungen umgehen

Manchmal sind **belastende Erfahrungen** so gravierend, dass sie die Existenz des Betroffenen vernichten. Dann ist eine Bewältigung nur mit äußerster Anstrengung bzw. intensiver therapeutischer Hilfe oder gar nicht möglich. Nimmt ein Mensch solche Erfahrungen als weniger schwerwiegend wahr, entwickelt er meist die Tendenz, ihnen eine sinnhafte Stellung in seiner Biografie zuzumessen. Auch religiöse Überzeugungen, der Glaube an Gott und ein Leben nach dem Tod, können beim Umgang mit den Belastungen helfen.

### Erfahrungen welche die Existenz fördern oder gefährden unterscheiden

Nahezu alle Menschen machen Erfahrungen, die sie als negativ oder positiv betrachten. In einem Leben haben nebeneinander Zufriedenheit und Wohlgefühl sowie Schmerz und Trauer ihren Platz. Die durchlebten Phasen beeinflussen die Fähigkeit, mit aktuellen Ereignissen umzugehen, z. B. mit dem Umzug in eine Pflegeeinrichtung, mit dem Verlust eines nahestehenden Menschen. Wenn die Summe der Erlebnisse den Menschen dahin geführt hat, sich selbst als handlungsmächtig wahrzunehmen, ist die Chance größer, auch unangenehme und nicht gewünschte Umstände mit Zuversicht anzugehen.

### Lebensgeschichtliche Erfahrungen einbeziehen

Die Erfahrungen eines Menschen entfalten ihre Bedeutung erst in vollem Umfang, wenn es ihm gelingt, sie bewusst in sein Handeln zu integrieren. Diese Forderung setzt hohe kognitive und emotionale Kompetenz voraus. Der Betroffene muss in der Lage sein, zu erkennen, in welcher Weise seine

Biografie auf sein aktuelles Sein, sein Befinden, seine Zu- und Abneigungen und seine Stimmung Einfluss nehmen. Wenn diese Bedingung erfüllt ist, öffnet sich die Tür zu einem aktiven Umgang mit dem eigenen Lebensweg, der in den allermeisten Fällen durch Brüche und widersprüchliche Aspekte gekennzeichnet ist (▶ Tab. 2.49).



**Tab. 2.49 Reduziertes Selbstwertgefühl und Selbstzweifel.**

| Pflegeprobleme | Pflegeziele | Pflegemaßnahmen |
|---|---|---|
| • Pflegebedürftiger empfindet heftige Zukunftsangst. | • Pflegebedürftiger erinnert sich an fördernde Erfahrungen und bezieht daraus Lebensmut.<br>• Pflegebedürftiger nutzt seine positiven Lebenserfahrungen für die Lösung aktueller Probleme.<br>• Pflegebedürftiger hat Erfolgserlebnisse.<br>• Pflegebedürftiger nutzt angemessene Beschäftigungsangebote.<br>• Pflegebedürftiger kann seine Zeit sinnvoll einsetzen.<br>• Pflegebedürftiger akzeptiert die bestehenden Alterserscheinungen. | • Bei jedem Kontakt zugewandt kommunizieren.<br>• Gespräche über vergangene Zeiten anbieten, z. B. Teilnahme an dem wöchentlich stattfindenden Gesprächskreis anbahnen.<br>• Lob und Anerkennung für Leistungen bzw. Bemühungen zollen.<br>• Gefühle erkennen und wertschätzend darauf eingehen.<br>• Notwendige Hilfsmittel zur Förderung der selbstständigen Bewegung beschaffen und in die Benutzung einweisen (▶ Tab. 2.10).<br>• Zu sinnvoller Beschäftigung motivieren.<br>• Ressourcen gezielt fördern.<br>• Prinzipien der aktivierenden Pflege umsetzen.<br>• Gemeinsam mit dem Pflegebedürftigen eine angemessene Tagesstruktur finden und erforderliche Ruhezeiten ermöglichen.<br>• Persönliche Stärken hervorheben und Aktivitäten daran ausrichten. |

**Tab. 2.49 Reduziertes Selbstwertgefühl und Selbstzweifel.** *(Forts.)*

| Pflegeprobleme | Pflegeziele | Pflegemaßnahmen |
|---|---|---|
| | • Pflegebedürftiger geht Schwierigkeiten optimistisch an.<br>• Pflegebedürftiger zeigt ein stabiles Selbstwertgefühl. | |
| • Pflegebedürftiger trauert aktuell heftig um seine vor drei Jahren verstorbene Ehefrau. | • Pflegebedürftiger findet Unterstützung in seiner Trauer.<br>• Pflegebedürftiger spricht über seine Gefühle und Bedürfnisse.<br>• Pflegebedürftiger fühlt sich verstanden.<br>• Pflegebedürftiger findet eigene Ressourcen zur Bewältigung.<br>• Pflegebedürftiger ist aktiv und nimmt Kontakt zu anderen auf.<br>• Pflegebedürftiger äußert Hoffnung und nimmt am sozialen Leben teil. | • Trauerrituale fördern, z. B. beim Aufhängen von Bildern der Verstorbenen (nach Wunsch des Pflegebedürftigen) assistieren.<br>• Zum sonntäglichen Besuch des Gottesdienstes motivieren.<br>• Nach Absprache mit dem Pflegebedürftigen ehrenamtlichen Helfer für die Begleitung bei Friedhofsbesuchen organisieren.<br>• Äußerungen von Hoffnungslosigkeit zulassen und ernst nehmen.<br>• Nähe, Verständnis und Anerkennung vermitteln.<br>• Ruhebedürfnis akzeptieren, gleichzeitig Kontakt vermitteln.<br>• Tagesbezogene Rituale fördern, z. B. Abendritual, Entspannungsübungen.<br>• Interessen und Aktivitäten eruieren und fördern.<br>• In Zusammenarbeit mit dem Pflegebedürftigen tagesstrukturierende Maßnahmen erarbeiten.<br>• Gemeinsam kurzfristige Ziele benennen.<br>• Durch Hinweise auf bestehende Ressourcen und die positiven Aspekte der Biografie Bewältigungsstrategien des Pflegebedürftigen fördern.<br>• Zu allen Mahlzeiten auf eine ausreichende Flüssigkeits- und Nahrungsaufnahme achten; ggf. Wunschkost organisieren. |

**Tab. 2.49 Reduziertes Selbstwertgefühl und Selbstzweifel.** *(Forts.)*

| Pflegeprobleme | Pflegeziele | Pflegemaßnahmen |
|---|---|---|
| | | • Angehörige zu Gesprächen mit dem Pflegebedürftigen motivieren.<br>• Zusammenarbeit mit anderen Berufsgruppen initiieren, z. B. Ergo-, Musik- und Gestalttherapeuten. |
| • Pflegebedürftiger grübelt unentwegt über den Sinn seines Lebens | • Pflegebedürftiger geht Probleme sachgerecht an.<br>• Pflegebedürftiger ist in der Lage, emotionale Unterstützung anzunehmen.<br>• Pflegebedürftiger gelangt zu einer positiven Bilanz seines bisherigen Lebens.<br>• Pflegebedürftiger lässt Trauer zu und kann mit ihr umgehen.<br>• Pflegebedürftiger empfindet aufrichtige Freude angesichts schöner Ereignisse.<br>• Pflegebedürftiger schätzt seine Belastungsfähigkeit realistisch ein.<br>• Pflegebedürftiger befindet sich meist in ausgeglichener Stimmung. | • In allen Gesprächen mit zugewandter Haltung auf die Schilderungen bestehender Probleme eingehen.<br>• Seelsorgerliche oder psychologische Unterstützung vorschlagen, ggf. Termine vereinbaren.<br>• Bei allen pflegerischen Kontakten über die aktuelle Stimmung und ihre Auslöser sprechen.<br>• In Gesprächen auf die unterschiedliche Qualität verschiedener Erfahrungen hinweisen.<br>• Gesprächsbereitschaft signalisieren, dabei vor allem Aussagen des Pflegebedürftigen spiegeln.<br>• Zur Aktivität (z. B. die Teilnahme an der zweimal pro Woche stattfindenden Gymnastikgruppe) ermutigen, um Phasen des Grübelns zu unterbrechen. |

2

| Tab. 2.49 Reduziertes Selbstwertgefühl und Selbstzweifel. *(Forts.)* | | |
|---|---|---|
| **Pflegeprobleme** | **Pflegeziele** | **Pflegemaßnahmen** |
| • Pflegebedürftiger berichtet, er empfinde seine Lebensbilanz als ungenügend. | • Pflegebedürftiger kann seinen Tagesablauf strukturieren und findet sinnvolle Beschäftigung.<br>• Pflegebedürftiger ist sozial in seine Umgebung eingebunden.<br>• Pflegebedürftiger kann mit seiner Traurigkeit umgehen und findet Gelegenheit, über seine Gefühle zu sprechen.<br>• Pflegebedürftiger kann seine Situation realistisch einschätzen und bezieht Kraft aus seiner Lebenserfahrung.<br>• Pflegebedürftiger ist frei von Suizidgedanken. | • Bei jedem pflegerischen Kontakt die Stimmung und das Befinden erfragen.<br>• Über Möglichkeiten des Zusammenseins mit anderen Menschen informieren, z. B. Gesprächskreise, Gymnastikgruppen, andere projektbezogene Gruppen.<br>• Auf therapeutische Angebote und Seelsorge hinweisen; ggf. Termine vereinbaren.<br>• Als Gesprächspartner für biografische Erinnerungen zur Verfügung stehen; ggf. ehrenamtlichen Besuchsdienst organisieren.<br>• Lebensleistung in den Gesprächen glaubwürdig anerkennen.<br>• Sonntags und an kirchlichen Feiertagen die Möglichkeit zum Gottesdienstbesuch gewährleisten bzw. (bei Bettlägerigkeit) entsprechende Sendungen im Radio einstellen.<br>• Pessimistische Stimmungslage des Pflegebedürftigen zugewandt spiegeln. |

# 3 Pflegedokumentation

3

**Definition**

**Pflegedokumentation:** Strukturierte Sammlung aller relevanten Daten über einen pflegebedürftigen Menschen oder Patienten zum Zweck der Sicherung des Informationsflusses im behandelnden Team sowie der sachgerechten Pflegeplanung und des Nachweises der geleisteten Pflegehandlungen.

Die Pflege und Behandlung kranker oder alter Menschen erfordert die Zusammenarbeit verschiedener Berufsgruppen, die z. T. in Teams zusammenarbeiten. Die Koordination ihrer möglichst optimalen Kooperation erfordert eine übersichtliche Sammlung aller Informationen, die eine Aussage zu dem jeweiligen Befinden, den vorliegenden Erkrankungen sowie biografischen Angaben umfassen. In stationären und ambulanten Pflegeeinrichtungen sind solche Angaben schriftlich in einem System der **Pflegedokumentation** niedergelegt, das die Pflegenden in standardisierter Form für jeden Betroffenen fortlaufend aktualisieren. Auf dieser Grundlage erhalten alle Mitglieder des Behandlungsteams einen leichten Zugang zu den wesentlichen Informationen und können ihre spezifischen therapeutischen Strategien optimal planen. Diese Dokumentation ist zeitnah zu führen und soll in der Summe ein aussagekräftiges Gesamtbild des darin beschriebenen Menschen ergeben.

## 3.1 Gesetzliche Vorgaben

Mehrere Gesetze schreiben eine sachgerechte Pflegedokumentation für jeden Pflegebedürftigen vor, den professionell Pflegende gegen Entgelt in einer Einrichtung des Gesundheitswesens betreuen.

Damit ist die schriftliche Fixierung der fortlaufenden Entwicklung des Zustands und der Reaktion des Betroffenen auf pflegerische und andere therapeutische Maßnahmen nicht nur ein Instrument der Qualitätssicherung, sondern auch der juristischen Absicherung. Es gilt der Grundsatz, dass nur solche Maßnahmen als durchgeführt zu betrachten sind, die in der Dokumentation so deklariert wurden.

Zu den gesetzlichen Vorgaben gehören:

- **SGB XI.** Dort heißt es in § 113: „In den Vereinbarungen nach Satz 1 sind insbesondere auch Anforderungen zu regeln an eine praxistaugliche, den Pflegeprozess unterstützende und die Pflegequalität fördernde Pflegedokumentation, die über ein für die Pflegeeinrichtungen vertretbares und wirtschaftliches Maß nicht hinausgehen dürfen …“.

- **SGB V.** Dort heißt es in § 132a: „In den Rahmenempfehlungen sind insbesondere zu regeln: Inhalte der häuslichen Krankenpflege einschließlich deren Abgrenzung, Eignung der Leistungserbringer, Maßnahmen zur Qualitätssicherung und Fortbildung, Inhalt und Umfang der Zusammenarbeit des Leistungserbringers mit dem verordnenden Vertragsarzt und dem Krankenhaus, Grundsätze der Wirtschaftlichkeit der Leistungserbringung einschließlich deren Prüfung, Grundsätze der Vergütungen und ihrer Strukturen und Grundsätze zum Verfahren der Prüfung der Leistungspflicht der Krankenkassen sowie zum Abrechnungsverfahren einschließlich der für diese Zwecke jeweils zu übermittelnden Daten."
- **Altenpflegegesetz.** Dort heißt es in § 3: „Die Ausbildung in der Altenpflege soll die Kenntnisse, Fähigkeiten und Fertigkeiten vermitteln, die zur selbstständigen und eigenverantwortlichen Pflege einschließlich der Beratung, Begleitung und Betreuung alter Menschen erforderlich sind. Dies umfasst insbesondere die sach- und fachkundige, den allgemein anerkannten pflegewissenschaftlichen, insbesondere den medizinisch-pflegerischen Erkenntnissen entsprechende, umfassende und geplante Pflege …"
- **Krankenpflegegesetz.** Dort heißt es in § 3, Abs. 2: „Die Ausbildung für die Pflege nach Absatz 1 soll insbesondere dazu befähigen, die folgenden Aufgaben eigenverantwortlich auszuführen: Erhebung und Feststellung des Pflegebedarfs, Planung, Organisation, Durchführung und Dokumentation der Pflege …"
- **Landesheimgesetze** ordnen die Dokumentationspflichten seit dem Übergang der gesetzgeberischen Gewalt vom Bund auf die Länder im Jahr 2006 in unterschiedlicher Form. Das Landesheimgesetz (LHeimG) von Baden-Württemberg vom 1.7.2008 schreibt in § 8 vor: „Der Träger hat nach den Grundsätzen einer ordnungsgemäßen Buch- und Aktenführung Aufzeichnungen über den Betrieb des Heims zu machen und die Qualitätssicherungsmaßnahmen und deren Ergebnisse so zu dokumentieren, dass sich aus ihnen der ordnungsgemäße Betrieb des Heims ergibt. Insbesondere muss ersichtlich werden: … die Pflegeplanung und die Pflegeverläufe für pflegebedürftige Bewohner, …"
- **Rahmen-Berufsordnung des deutschen Pflegerates** vom 18.5.2004. Dort heißt es in § 2: „Eigenverantwortliche Aufgaben professionell Pflegender sind: Feststellung des Pflegebedarfs, Planung, Organisation, Durchführung und Dokumentation der Pflege, Evaluation der Pflege, Sicherung und Entwicklung der Qualität der Pflege, Beratung, Anleitung und Unterstützung von Leistungsempfängern und ihrer Bezugspersonen, Einleitung lebenserhaltender Sofortmaßnahmen bis zum Eintreffen des Arztes oder der Ärztin." Diese Berufsordnung ist bislang nur in Bremen und im Saarland in Kraft getreten. In den anderen Bundesländern gilt sie nicht oder es befindet sich eine entsprechende Verordnung in Vorbereitung.

Aus der pflegerischen Dienstleistung und ihrer Dokumentation entstehen auch haftungsrechtliche Konsequenzen. Einerseits ist die Dokumentation eine Verpflichtung der Träger von Pflegeeinrichtungen, andererseits berührt sie die Dienstpflichten der Pflegenden. Sie übernehmen in Ausübung ihrer beruflichen Aufgaben eine Durchführungsverantwortung. Um ihr gerecht zu werden, sind sie verpflichtet, per Dokumentation nachzuweisen, die Pflege in sachgerechter Weise ausgeführt zu haben. Erst eine entsprechende Ausbildung bzw. Erfahrung versetzt sie in die Lage, dies zu leisten. Wenn ihnen diese Voraussetzungen fehlen, ist es ihre Pflicht, darauf hinzuweisen und die außerhalb ihrer Kompetenz liegende Pflegehandlung zu verweigern.



**Merke**

Strebt ein pflegebedürftiger Mensch eine Schadensersatzklage an, weil er sich ungenügend versorgt wähnt, muss er dafür den Beweis führen. Falls allerdings die Dokumentation lückenhaft geführt ist und bei einer Überprüfung zu Fragen Anlass gibt, kehrt sich die Beweislast um und die Einrichtung, bzw. deren verantwortliche Vertreter müssen beweisen, dass entgegen dem aus den Akten hervorgehenden Anschein die Pflegeleistungen nach dem aktuellen Stand der Wissenschaft und fachgerecht erbracht worden sind.

## 3.2 Umfang und Form der Dokumentation

Es gibt zahlreiche professionelle Anbieter für pflegerische Dokumentationssysteme. Es ist auch möglich, einrichtungsinterne Systeme zu erstellen.

Die Dokumentation ist üblicherweise modular aufgebaut, sodass sich bei speziellen Problemen und Situationen zusätzliche Formblätter an die für jeden Bewohner oder Patienten zu führenden Aufzeichnungen anfügen lassen.

In den meisten Einrichtungen führen Pflegende die Dokumentation auf Papier. Dann sind ihre Bestandteile in einer Mappe (*Planettentasche*) gesammelt. Die Planettentaschen weisen oft Signalreiter an ihrer Längsseite auf. Dieses Markierungssystem ermöglicht einen leichten Überblick über regelmäßig wiederkehrende Pflegetätigkeiten, ohne dass die Pflegekräfte zunächst langwierig in den Formularen suchen müssten, um informiert zu sein. Die Reiter sind in unterschiedlichen Farben gehalten, deren Bedeutung einrichtungsintern festzulegen ist. Auf diese Weise ist es möglich, die Dokumentationen der einzelnen Pflegebedürftigen individuell zu markieren, damit die Mitglieder des Pflegeteams mit einem Blick von außen sehen können, ob der Betroffene z. B. regelmäßig zu lagern oder abzusaugen ist, Blutdruck und Puls zu messen sind oder die Ernährung über eine Sonde erfolgt.

Alternativ lässt sich eine computergestützte Dokumentation verwenden, die den Vorteil hat, dass sie unter dem Schutz von Passwörtern von verschiedenen Standorten aus zugänglich ist.

**Merke**

Bestandteile und Ausrichtung der Dokumentation müssen dem Stand der Wissenschaft entsprechen. Die Anforderungen dafür ergeben sich z. B. aus den Richtlinien des Medizinischen Dienstes der Krankenversicherungen (MDK) sowie den Expertenstandards.



Die Gliederung der Dokumentationsteile unterscheidet sich nach der Art der Einrichtung, in der sie zu führen sind. In Krankenhäusern gehört das Formblatt für die Vitalzeichen zu der allgemeinen und für jeden Patienten anzulegenden, in Einrichtungen der Altenpflege hingegen häufig zu den optionalen Bestandteilen, weil nicht jeder Bewohner sich in einer körperlichen Verfassung befindet, die regelmäßige Messungen erfordert. Die meisten Dokumentationssysteme sind darauf ausgerichtet, leicht bedienbar zu sein. Viele Teile der Formulare bieten vorformulierte, variable Angaben, von denen die zutreffenden lediglich anzukreuzen sind. In computergestützten Systemen arbeitet man oft mit Textbausteinen, die sich nach Bedarf kombinieren lassen. Damit fällt für die Pflegenden ein großer Teil der ansonsten nötigen Formulierungsarbeit weg. Die vorgegebene Struktur sichert außerdem Vollständigkeit.

## Allgemeine Bestandteile der Dokumentation

### Stammblatt

Das **Stammblatt** bietet Platz für die persönlichen Daten. Dazu gehören Name, Geburtsdatum, Anschrift, Telefonnummer, Versicherungsstatus, medizinische Diagnosen sowie vorhandene Hilfsmittel. Zusätzlich sind hier Namen und Kontaktdaten von Bezugspersonen vermerkt.

### Anamnese

Der **Anamnesebogen** enthält biografische Angaben, soweit sie die pflegerische Versorgung betreffen. Hier halten Pflegende z. B. Ressourcen, Bedürfnisse, Vorlieben, Abneigungen und lebensgeschichtliche Details fest. Dazu können Sprachkenntnisse, Herkunft und die Zugehörigkeit zu einer Religionsgemeinschaft gehören.

### Risikoerhebung

Die **Risikoerhebung** erfolgt individuell für jeden pflegebedürftigen Menschen und kann auf standardisierten Assessmentinstrumenten (z. B. Mini-Nutritional-Assessment, Braden-Skala, Geriatrisches Screening nach Lachs) beruhen. Damit bestimmen Pflegende den Grad des individuellen Risikos, Folgeschäden durch Defizite in den Lebensaktivitäten zu erwerben. Aktuell gibt es in der Pflegeforschung eine starke Tendenz, Assessments auf ihre Evidenz, Verlässlichkeit und Aussagekraft zu überprüfen.

So wurde für die Braden-Skala festgestellt, dass sie ein Dekubitusrisiko nicht besser bestimmen kann, als es die fachgerechte und kundige Beobachtung durch Pflegende vermag. Trotzdem kann es sinnvoll sein, die Skala zu verwenden, weil sie hilft, Pflegeprobleme zu benennen.

### Pflegeplanung

Das Formular für die **Pflegeplanung** nimmt die Aufzählung der individuell erforderlichen Pflegemaßnahmen auf. Die hier niedergeschriebenen Angaben sind das Ergebnis einer professionellen Einschätzung der bestehenden Ressourcen und Probleme. Ausgehend von der jeweiligen Verfassung des Betroffenen legen die Pflegenden im Sinne des Pflegeprozesses Ziele fest und wählen Maßnahmen aus, um diese zu erreichen (▶ Kap. 2). Ein Teil der Pflegeplanung ist der Evaluation, also der Auswertung des Nutzens und der Zielgenauigkeit der Maßnahmen gewidmet.



### Pflegebericht

Der **Pflegebericht** bietet Raum für eine fortlaufende Einschätzung des Pflegebedürftigen. Hier notieren Pflegende Besonderheiten und Beobachtungen, die sie während der Ausführung pflegerischer Maßnahmen gemacht haben. Dazu können Veränderungen der Stimmungslage genauso gehören wie Reaktionen auf die angeordnete Behandlung oder das Auftreten von Krankheiten. In den Bericht gehören auch Angaben der Gründe für ein Abweichen von der festgelegten Pflegeplanung, z. B. wenn der aktuelle Zustand eines Betroffenen die eigentlich vorgesehene Mobilisation vorübergehend nicht gestattet.

### Durchführungsnachweis

Der **Durchführungsnachweis** listet die geplanten Pflegemaßnahmen auf. Pflegende zeichnen sie mit ihrem Handzeichen ab und erfüllen so die gesetzliche Vorgabe, die geleistete Arbeit zu belegen. Das Abzeichnen darf erst nach dem Ausführen der Maßnahmen erfolgen. Es soll in einem vernünftigen zeitlichen Zusammenhang (spätestens zum Schichtende) geschehen. Versehentlich vergessene Einträge sollen spätestens am nächsten Tag nachgeholt und dann als Nachtrag gekennzeichnet werden. Deshalb ist es nicht gestattet, die Handzeichen en bloc – etwa für eine ganze Woche – zu machen. Grundsätzlich ist der Durchführungsnachweis ausschließlich von der Pflegekraft zu unterschreiben, die mit den Pflegemaßnahmen betraut war. Es ist nicht gestattet, ihn stellvertretend für Kollegen zu unterzeichnen.

## Fakultative Bestandteile der Dokumentation

Je nach dem individuellen Zustand des Betroffenen legen Pflegende zusätzliche Formblätter an, die sich auf spezielle Probleme oder Umstände beziehen. Diese bedarfsorientierte Erweiterung bietet auch den Vorteil, die allgemeinen Bestandteile der Dokumentation von Überfrachtung frei zu halten. Im Folgenden ist eine Auswahl möglicher fakultativer Teile der Akte genannt. Je nach der Situation des Betroffenen oder der Spezialisierung der Pflegeeinrichtung können weitere Teile hinzukommen, etwa ein Schmerztagebuch oder eine Dokumentation der Blutzuckerwerte samt verabreichter Insulinmengen.

### Vitalzeichen

Das meist als Tabelle angelegte **Vitalzeichenprotokoll** nimmt Messergebnisse wie Blutdruck, Puls und Temperatur auf. Sie werden aufgrund einer ärztlichen Anordnung oder bedarfsweise erhoben.



### Wunddokumentation

Die **Wunddokumentation** umfasst Angaben zu Ursache, Art und Größe chronischer Wunden. Hier sind auch die (vom behandelnden Arzt in Absprache mit einer Fachpflegekraft, z. B. Wundexperte) festgelegten Strategien zur Wundbehandlung sowie zur Therapie der zugrunde liegenden Erkrankung aufgeführt. Pflegende notieren auch den Heilungsverlauf und die Änderungen der Behandlung, die im Zuge einer phasengerechten Versorgung erforderlich sind. Empfohlen ist auch, die Wunddokumentation mit Fotos abzurunden. Dafür ist allerdings eine schriftliche Einverständniserklärung des Betroffenen (oder seines Betreuers) erforderlich, die die Pflegenden in die Wunddokumentation heften.

### Sturzprotokoll

Ein **Sturzprotokoll** ist für Menschen anzulegen, die bereits gestürzt sind und das Risiko tragen, auch künftig zu stürzen. Hier notieren Pflegende Sturzursachen, anschließend eingeleitete Maßnahmen und die eventuell entstandenen Sturzfolgen (z. B. Prellmarken, Frakturen). Auch die zur Anwendung kommenden prophylaktischen Maßnahmen sowie ggf. verwendete Hilfsmittel (etwa Protektoren) sind in diesem Formular zu verzeichnen.

### Mobilisierungsplan

Die Mobilisierung ist eine Kernaufgabe der Pflegenden, weil Bewegungseinschränkungen zahlreiche Erkrankungen begünstigen. Der **Mobilisierungsplan** dient der Dokumentation aller Maßnahmen, die im Sinne einer Bewegungsförderung erfolgen. Er umfasst ggf. auch die Planung der Lagerungen (*Positionierungen*), die z. B. bei bettlägerigen Menschen nach individuellem Bedarf erfolgen.

### Ernährungs- und Trinkprotokoll

**Ernährungs- und Trinkprotokolle** sind für Menschen zu führen, die in diesem Bereich ein Defizit aufweisen. Das betrifft nicht nur Pflegebedürftige, die Zeichen einer Fehl- oder Mangelernährung aufweisen, sondern auch solche, bei denen kognitive Einschränkungen das Risiko mangelnder Versorgung mit Flüssigkeit und Nährstoffen steigern. Die Protokolle sichern eine Kontrolle der zugeführten Verzehrs- und Trinkmengen und ermöglichen auf diese Weise die umgehende Anpassung von Pflegemaßnahmen, wenn sich diesbezüglich Probleme abzeichnen.

### Flüssigkeitsbilanz

In einer **Flüssigkeitsbilanz** vergleichen Pflegende in einem definierten Zeitraum (meist 24 Stunden) die Einfuhr mit der Ausfuhr. Diese Maßnahme ist vor allem bei Menschen mit Herz- oder Niereninsuffizienz erforderlich und ermöglicht auch die Kontrolle der Wirksamkeit einer diuresesteigernden Behandlung.

## Regeln für das Führen der Pflegedokumentation

Damit die Pflegedokumentation ihre Aufgabe als Informationsmedium optimal erfüllen kann, ist es notwendig, sie nach standardisierten Regeln zu führen. Dies garantiert, dass verschiedene Mitglieder des behandelnden Teams sich problemlos orientieren können, ohne jeweils die Pflegekraft fragen zu müssen, die eine Eintragung vorgenommen hat. Um die Funktion der Dokumentation zu gewährleisten, halten sich alle Beteiligten an die Regeln, die einrichtungsintern für die Dokumentation festgelegt sind.



**Merke**

Pflegebedürftige, Patienten sowie deren Betreuer verfügen über das Recht, jederzeit Einblick in alle Teile der Dokumentation zu nehmen. Auch deshalb muss sie sich fortlaufend auf einem aktuellen und angemessenen Stand befinden.

Auch wenn sich die Maßgaben von Einrichtung zu Einrichtung unterscheiden, lassen sich einige grundlegende Prinzipien festlegen, die den professionellen Charakter der Dokumentation sichern:

- Verwendung von Begriffen der pflegerischen und medizinischen Fachsprache. Die Dokumentation muss nicht zwingend für Laien lesbar sein. Es ist möglich, übliche Abkürzungen zu verwenden. Hierfür ist es hilfreich, ein entsprechendes Verzeichnis anzulegen oder ein Lexikon zum Standard zu erklären (z. B. das Roche Lexikon Medizin). Formulierungen, die nicht zum allgemeinen Sprachgebrauch gehören, weil sie innerhalb einer Einrichtung eigenständig geprägt worden sind, sollen keinen Eingang in die Dokumentation finden.

**LESE- UND SURFTIPP**

Roche Lexikon Medizin. Elsevier Verlag, München 2003.

- Die Mitglieder des Pflegeteams sowie Angehörige anderer beteiligter Berufsgruppen dokumentieren die von ihnen zu verantwortenden Maßnahmen, Anordnungen oder anderen Aspekte eigenhändig. Dazu gehört auch, dass der behandelnde Arzt seine Anordnungen an der dafür vorgesehenen Stelle einträgt und abzeichnet. Anordnungen, die aus zeitlichen oder organisatorischen Gründen telefonisch erfolgen, stellen ein großes juristisches Problem dar. Falls ein pflegebedürftiger Mensch aufgrund einer telefonischen Anordnung Schaden nimmt, wird es der ausführenden Pflegekraft sehr schwer fallen, zu beweisen, dass die Anordnung überhaupt erfolgt ist. Daran ändert sich auch nichts, wenn sie den Inhalt der Anweisung in der Dokumentation mit dem Hinweis auf die mündliche Übermittlung versieht. Ein Arzt könnte jederzeit bestreiten, die Anordnung erteilt zu haben. Eine Ausnahme bilden ggf. Notfälle, in denen rasches Handeln geboten ist. [8]

- Bei juristischen Auseinandersetzungen über die Pflegequalität nehmen Richter an, dass ausschließlich solche Maßnahmen erbracht wurden, die dokumentiert sind. Deshalb achten Pflegende insbesondere auf eine vollständige schriftliche Fixierung ihrer Leistungen.
- Pflegende formulieren auch im Pflegebericht präzise, knapp und objektiv (▶ Kap. 1.2.3). Wenn Aussagen des Pflegebedürftigen oder seiner Bezugspersonen in die Notizen aufgenommen werden, sind sie mit Anführungszeichen und einer eindeutigen Zuordnung kenntlich zu machen.
- Die Dokumentation erfolgt lückenlos und logisch nachvollziehbar. Es ist notwendig, die Person des Dokumentierenden durch die Beifügung von Handzeichen kenntlich zu machen. Dies kann durch die Verwendung der Initialen geschehen. Um Verwechselungen auszuschließen, soll jede Einrichtung über eine Handzeichenliste der Mitarbeiter verfügen. Die schließt auch die zufällige Doppelung der verwendeten Buchstabenkombinationen aus.
- Die Dokumentation erfolgt nach der Ausführung von Pflegemaßnahmen bis spätestens zum Ende der jeweiligen Schicht. Eine Ausnahme bilden akute (ggf. lebensbedrohliche) Zwischenfälle. Die Beschreibung dieser Situationen sowie der daraus abgeleiteten Maßnahmen nehmen Pflegende umgehend vor.

### Merke

Hinweise zur Rechtssicherheit:

- Für die Dokumentation auf Papier sind dokumentenechte Kugelschreiber oder andere nicht tilgbare Schreibgeräte zu verwenden.
- Pflegende kennzeichnen fehlerhafte Eintragungen ausschließlich durch eine Streichung, unter der die fälschlicherweise geschriebenen Worte lesbar bleiben. Es ist nicht gestattet, Text(-teile) durch Radierungen, Überklebungen oder Korrekturflüssigkeit unkenntlich zu machen.
- Alle Eintragungen sind mit Datum und Handzeichen zu versehen, sodass eine klare persönliche und zeitliche Zuordnung garantiert ist.
- Handschriftliche Eintragungen haben in einer lesbaren Form zu erfolgen und müssen in der Amtssprache abgefasst sein, die am Ort der jeweiligen Einrichtung gilt.
- Die Dokumentation ist vertraulich. Pflegende verwahren sie immer so, dass sämtliche Teile vor unbefugtem Zugriff geschützt sind.

# 4 Fachtexte

Pflegende benötigen **Fachtexte,** um sich fortlaufend über Entwicklungen in ihrem jeweiligen Fachgebiet zu informieren. Geeignet sind dafür Veröffentlichungen in Büchern, Zeitschriften, Newslettern oder im Internet (▶ Kap. 4.3).

Die Struktur der Texte ist abhängig von dem Medium, in dem sie erscheinen. In Zeitschriftenartikeln fassen die Autoren Neuigkeiten häufig lediglich in knapper Form zusammen. Längere Abhandlungen erfahren eine Gliederung, die sich meist auf logische Zusammenhänge bezieht und deshalb mit den Themen wechseln kann. Dasselbe gilt auch für Bücher, in denen es oft eine Struktur gibt, die sich an das ausgewählte Pflegemodell anlehnt. Es ist auch möglich, dass didaktische Überlegungen beim Aufbau von Texten eine Rolle spielen. So hat sich in vielen Bereichen der Ausbildung von Menschen in Pflegeberufen die Lernfeld-Strategie durchgesetzt. Sie geht von der Vorstellung aus, dass es leichter ist, Themen zu verstehen, wenn sie so präsentiert sind, wie Berufsangehörige sie in ihrer täglichen Arbeit erleben. Deshalb setzt man auf die Darstellung von mehr oder weniger komplexen Fallbeispielen, um anhand der vorgestellten Probleme Zusammenhänge zwischen Erkrankungen, anatomischen und physiologischen Bedingungen sowie der pflegerischen und medizinischen Intervention zu verdeutlichen. Diese Strategie hat sich teilweise bewährt, krankt aber an der Schwierigkeit, mit ihr vollständige Wissensfelder zu transferieren. In diesem Punkt bietet der althergebrachte fächergebundene Unterricht Vorteile.



## 4.1 Gliederung von Forschungsberichten

**Forschungsberichte** sind streng gegliedert, um wissenschaftlicher Überprüfung standhalten zu können und den Mitgliedern der Wissenschaftsgemeinde die Essenz der gewonnenen Erkenntnisse bereits auf einem kurzen Blick zu übermitteln. Dies ist vor allem nötig, weil die Berichte oft mehrere hundert Seiten umfassen und es die Kapazität der beruflich motivierten Leser sprengen würde, müssten sie den gesamten Umfang aufnehmen, bevor sie beurteilen können, ob der Inhalt ihnen Gewinn bringt.

### Titel

Aus dem **Titel** einer Forschungsarbeit, der nicht selten mehrere Zeilen in Anspruch nimmt, sollen der Gegenstand der Untersuchung sowie die Charakterisierung der untersuchten Personen oder Umstände hervorgehen. Er steht auf dem Deckblatt der Arbeit, das auch alle Autoren sowie das Datum der Veröffentlichung nennt.

## Abstract

Der **Abstract** ist eine kurze und präzise formulierte Zusammenfassung des Forschungsberichts. Daraus sollten Leser alle Informationen über die wesentlichen Inhalte des folgenden Texts sowie die Ergebnisse der zugrunde liegenden Studie erhalten. Deshalb nennt der Abstract das Ziel der Studie, die zu klärenden Fragen bzw. Annahmen (*Hypothesen*), die verwendete Methode und den Kern des erreichten Ergebnisses. Weil Forschung ein fortlaufender Prozess ist, in dem die Arbeiten aufeinander basieren, gibt der Autor hier auch einen Ausblick auf Fragen, die sich aus seiner Arbeit ergeben und die in künftigen Forschungsbemühungen zu klären wären.

Dieser Textteil steht hauptsächlich im Fokus der Öffentlichkeit. Für Konferenzen und Tagungen bewerben Forscher sich mit dem Abstract ihrer Arbeit. Deshalb ist es sinnvoll, diesen Abschnitt sorgfältig und vorzugsweise nach dem Abschluss der anderen Textarbeit zu verfassen.

## Einleitung

In der **Einleitung** präsentieren die Autoren die relevanten Erläuterungen zu ihrer Studie. Sie zeigen die Bedeutung ihres Forschungsansatzes und beschreiben das Projekt detailliert. Dazu geben sie einen Überblick auf die bereits existierende Fachliteratur zu dem gewählten Thema und können anhand einer kritischen Einschätzung herleiten, warum ihre Arbeit notwendig und geeignet ist, Wissenslücken zu schließen. Außerdem stellen sie den theoretischen Rahmen vor, in dem sich die Studie bewegt. Dies macht es den Lesern leichter, die folgenden Ausführungen einzuordnen.

## Methodenpräsentation

Im Abschnitt der **Methodenpräsentation** analysieren Autoren ihr wissenschaftliches Vorgehen detailliert. Sie stellen die Umstände vor, unter denen ihre Arbeit stattgefunden hat. Dazu gehört eine Charakterisierung der gastgebenden Institution ebenso wie die Beschreibung der Probanden (*Studienteilnehmer*). Auch das Prinzip der Auswahl der Studienteilnehmer ist zu nennen.

Da wissenschaftliche Arbeiten nach standarisierten Regeln erfolgen, beschreiben Autoren an dieser Stelle auch das Studiendesign. Sie erklären, aus welchen Gründen sie sich für die angewendete Strategie entschieden haben und warum diese für das angestrebte Ziel besser geeignet ist als die konkurrierenden Varianten. Die verwendeten Messinstrumente oder Techniken der Datenerhebung sagen ebenfalls etwas über die Bedeutung des Berichts aus und sind deshalb hier detailliert darzustellen. Dasselbe gilt für die Verfahren zur Auswertung der erhobenen Ergebnisse.

Da alle Forschungsprojekte, die auf der unmittelbaren Teilnahme von Menschen beruhen, stets mit dem Risiko einhergehen, in die Privatsphäre der Probanden einzugreifen oder sie alternativen Behandlungen auszusetzen, gehören auch ethische Abwägungen zu einer verantwortungsbewussten Forschung. Die Projekte sind deshalb einer Ethikkommission vorzustellen. Sie überprüft, ob die Standards einer rechtsstaatlichen Gesellschaft eingehalten sind und die Würde der beteiligten Menschen unangetastet bleibt. Diese Diskussion ist ebenfalls in nötiger Breite im Abschnitt der Methodenpräsentation abzubilden.

### Vorstellung der Ergebnisse

Im **Ergebnisteil** präsentieren die Autoren eine Zusammenfassung ihrer Forschungsbemühungen. Dies ist in Abhängigkeit von der Art der angestrebten Aussagen nicht ausschließlich in Textform möglich. Deshalb kommen an dieser Stelle häufig Tabellen oder Diagramme zum Einsatz. Sie haben die Aufgabe, den Lesern die Erkenntnisse in möglichst einprägsamer Form vorzustellen.

Außerdem findet hier die Diskussion über die Bedeutsamkeit *(Signifikanz)* der erzielten Ergebnisse statt. Damit ist die Wahrscheinlichkeit gemeint, mit der die Erkenntnisse nicht nur auf die in der Studie untersuchten Personen, sondern insgesamt zutreffen.



### Diskussion der Ergebnisse

In der **Diskussion** fasst der Autor erneut die wichtigsten Ergebnisse zusammen und greift zur Bewertung die Aspekte auf, die er in der Einleitung genannt hat. Daraus ergibt sich im Idealfall eine objektive Bewertung der Arbeit (*Interpretation*). Daneben gibt er Anregungen, wie sich das Wissen in der Praxis anwenden lässt, wenn dies aufgrund der Studienausrichtung möglich ist.

Außerdem dient dieser Abschnitt dem Blick über die Grenzen der eigenen Forschungsarbeit. Dazu reflektiert der Autor die Stärken und Schwächen der durchgeführten Studie und versucht auszuloten, in welchem Maß die Ergebnisse auch unabhängig vom reinen Forschungsinteresse relevant sind.

## 4.2 Hinweise zur Fachsprache

Die berufsinterne Kommunikation sowie Fachtexte fallen durch die Verwendung einer berufseigenen **Fachsprache** auf (▶ Kap. 4.3). Im Fall der Pflegeberufe kommen dabei mehrere Disziplinen zum Zuge. Die Pflege selbst hat inzwischen ein berufseigenes Vokabular geschaffen. Sie arbeitet jedoch eng mit der Medizin sowie anderen therapeutischen Berufen zusammen, sodass Pflegekräfte gefordert sind, sich auch die dort jeweils üblichen Sprachgewohnheiten anzueignen.

Auf dem Weg zu einer eigenständigen Profession kommen Angehörige des Pflegeberufes nicht umhin, sich intensiv mit der Einigung auf eine allgemeingültige – im Zweifel sogar international einheitliche – Sammlung fachspezifischer Begriffe (*Terminologie, Nomenklatur*) zu befassen. Es liegt im Wesen der verbalen Kommunikation, nur dann reibungslos zu funktionieren, wenn zwischen den verschiedenen Gesprächspartnern Klarheit über die Bedeutung der verwendeten Worte besteht. Im Alltag können Menschen sich durchaus mit weniger definierten Bezeichnungen behelfen. Zum Ausgleich von Missverständnissen ist es immer möglich, auf weitergehende Beschreibungen auszuweichen, bis beim Empfänger der Information ein eindeutiges Verständnis des besprochenen Sachverhalts entsteht. In beruflichen Zusammenhängen kann sich daraus jedoch ein unerwünschter und gelegentlich nicht tragbarer Zeitverlust entwickeln. Bezogen auf schriftliche Kommunikation, bei der nachträgliche Klärungen manchmal nur schwer oder gar nicht möglich sind, kann die Unschärfe von Formulierungen sogar zu eklatanten Mängeln der daraus abgeleiteten Maßnahmen führen.

Hier stehen Pflegende vor einem strukturellen Problem, das sich auch in den Schwierigkeiten äußert, eine Pflegefachsprache zu installieren. Der Vergleich mit dem Ärztestand macht dies deutlich. Die Entwicklung der Medizin ging über Jahrtausende fast automatisch mit der Entwicklung der dazu passenden Begriffe einher. Noch immer sind viele Bezeichnungen (z. B. Diarrhö) gebräuchlich, deren Ursprung in einer längst abgelegten Weltsicht (in diesem Fall der antiken Säftelehre) liegen. In diesem Sinne handelt es sich bei der medizinischen Sprache um ein natürlich wachsendes Gebilde, das in der Lage ist, Neuerungen organisch aufzunehmen. [9]

Die Ausrichtung auf lateinische und griechische Worte bzw. deren Wurzeln ergab sich aus den Gepflogenheiten der Akademiker vergangener Jahrhunderte. Sie adaptierten schlicht die gängige Wissenschaftssprache und es lag auf der Hand, die gut eingeführten und sachgerecht anwendbaren Begriffe beizubehalten.

In der Pflege ist die Situation völlig anders, weil sie ein bereits stark differenziertes und am aktuellen Stand der Wissenschaft ausgerichtetes Berufsfeld ist, das allerdings lediglich auf eine vergleichsweise kurze Geschichte zurückblicken kann. Zwar sind pflegerische Aufgaben ein Teil der Menschheitsgeschichte, doch deren Übertragung auf Experten ist ein Phänomen, das erst im 20. Jahrhundert entstand.

Deshalb stellt sich nun das Problem, nachträglich die für eine Profession typische Terminologie einführen zu müssen.

Dabei tritt eine weitere Schwierigkeit auf, die sich extrem negativ auf die Akzeptanz der neu gebildeten Begriffe auswirkt. Bei den Ärzten war es stets so, dass sprachliche Neuerungen aus dem aktiven Kreis der Berufsangehörigen geboren wurden. In den Pflegeberufen zeichnet sich jedoch eine horizontale Spaltung ab. Die Innovationen stammen überwiegend von akademisch arbeitenden Pflegewissenschaftlern und -forschern. Sie haben nur wenig Kontakt zu den Berufsangehörigen, die in der Praxis tätig sind, also am Bett und in den Pflegebeziehungen. Dort aber sollten die Ergebnisse der Bemühungen um eine einheitliche Fachsprache am Ende landen. Häufig verlassen die „Diskussionen um das richtige Wort“ den akademischen Zirkel nicht, denn bereits dort liefern sich Vertreter unterschiedlicher Schulen heftige Auseinandersetzungen.

Beispielhaft lässt sich das an der Einteilung der Dekubitalulzera illustrieren. Über Jahrzehnte sprach man in diesem Zusammenhang von „Grad". Kürzlich entstand die Überlegung, man müsse einen Begriff finden, der international, also insbesondere im Blick auf die englische Sprache, die in der Pflegeforschung dominiert, weniger Raum für Interpretationen lässt. Deshalb sprachen sich namhafte Berufsvertreter (unter anderem Autoren, die für den Nationalen Expertenstandard „Pflege von Menschen mit chronischen Wunden" verantwortlich zeichnen) dafür aus, künftig von „Kategorien" zu sprechen. Zahlreiche Veröffentlichungen nahmen diesen Vorstoß auf. Die Reaktion könnte allerdings verfrüht gewesen sein, denn inzwischen argumentieren u. a. gewichtige Vertreter der Deutschen Dekubitus Liga (ddl), man müsse aus pragmatischen Gründen beim „Grad" bleiben. Dieser Begriff sei gut eingeführt und unter den praktisch arbeitenden Pflegekräften akzeptiert. Außerdem sei in Deutschland die Einteilung nach Graden zulässig, weil dies der Klassifikation des DIMDI (Deutsches Institut für Medizinische Dokumentation und Information) entspricht.



Das Risiko einer künstlich geschaffenen Sprache liegt stets darin, an den Bedürfnissen der angestrebten Nutzer vorbei zu zielen. Dieses Schicksal ereilte auch das Sprach-Experiment Esperanto, das während der ca. 130 Jahren seit seiner Erstveröffentlichung außerhalb einer kleinen Fangemeinde keine wesentliche Bedeutung erlangt hat.

Wie schwierig das Thema einer übergreifenden Sprachregelung auch für die Pflegeberufe ist, zeigt sich allein darin, dass es fast unmöglich scheint, eine allgemein gebräuchliche Berufsbezeichnung einzuführen. Über Jahrzehnte sprach man von „(Kinder-)Krankenschwester", „(Kinder-)Krankenpfleger", „Altenpflegerin" und „Altenpfleger". Dann wurden per Gesetz neue Name verfügt, nämlich „Gesundheits- und Krankenpflegerin" bzw. ihr männliches Pendant sowie „Gesundheits- und Kinderkrankenpfleger(in)". Bei einer grenzüberschreitenden Betrachtung wird das Problem eher größer, denn in der Schweiz spricht man von der „Diplomierten Pflegefachfrau" und dem „Diplomierten Pflegefachmann", die ihre Ausbildung allerdings unter anderen Voraussetzungen absolvieren.

Monika Krohwinkel stieß sich bereits vor etwa 20 Jahren an der Bezeichnung „Pflegekraft", weil sie darin eine unzulässige Reduktion der entsprechend ausgebildeten Menschen auf ihre berufliche Tätigkeit sah. Die aktuelle Tendenz geht dahin, von „Pflegefachpersonen" zu sprechen. All diese Bemühungen vollziehen sich in einem Zeitraum, in dem der größte Teil der berufstätigen Krankenpflegekräfte noch den Namen „Krankenschwester" bzw. „Krankenpfleger" auf der staatlichen Ernennungsurkunde stehen hat.

Praktisch arbeitende Pflegende sind gut beraten, die jeweiligen Diskussionen aufmerksam zu verfolgen, um über die aktuellen Strömungen auf dem Laufenden zu sein. Es scheint jedoch nicht geraten, sich allzu sehr auf sprachliche Neuschöpfungen zu versteifen, weil sie nicht immer einen dauerhaften Status erreichen. Dies lässt sich auch für die Berufsbezeichnungen prognostizieren, die vermutlich mit der absehbaren Installation einer generalistischen Ausbildung, in der Alten- und Krankenpflege vereinigt werden sollen, erneut eine Änderung erfahren werden.

**LESE- UND SURFTIPP**

Groebner, Valentin: Wissenschaftssprache – Eine Gebrauchsanweisung. Konstanz University Press, Paderborn, 2012.

## 4.3 Pflegespezifische Informationsquellen

4

Pflegende benötigen **Informationsquellen,** um sich auf dem aktuellen Stand des Wissens zu halten und ihre fachspezifischen Kenntnisse zugunsten einer sachgerechten Berufsausübung zu erweitern. In der Pflegewissenschaft entstehen beständig neue Standards und neue Maßgaben für eine angemessene Pflege. Die enge Verzahnung mit der Medizin führt ebenfalls dazu, dass die Halbwertszeit des einmal erworbenen Wissens ständig kürzer wird.
Seit der Einführung des Internets hat sich die Recherche auch für Pflegende stark vereinfacht. Doch es wäre kurzsichtig, sich ausschließlich auf den außerordentlich großen Fundus der Informationen im Netz zu verlassen. Deshalb sind Pflegende gut beraten, wenn sie auch die traditionellen (analogen) Quellen zurate ziehen.

**Merke**

Oft überschneiden sich analoge und digitale Recherche, wenn etwa eine Pflegekraft über das Internet herausfindet, an welcher Stelle sie gedruckte Literatur am besten besorgen kann.

### 4.3.1 Fachliteratur

**Definition**

**Fachliteratur:** Gedruckte oder digital aufbereitete Informationen zu einem fachbezogenen Thema.
**Literaturrecherche:** Informationssuche in fachspezifischer Literatur, die in Form von Zeitschriften oder Büchern vorliegt.

**Fachliteratur** umfasst nicht nur Forschungsberichte (▶ Kap. 4.1), sondern auch alle anderen schriftlich verfassten Informationen zu einem entsprechenden Thema. Meist finden Pflegende eine erhebliche Vielfalt, die auf den ersten Blick verwirrend wirkt. Es obliegt allein der Verantwortung des Nutzers, herauszufinden, ob die gefundene Literatur das Thema umfassend und vor allem sachgerecht, objektiv und korrekt behandelt. Diese Entscheidung ist oft nicht ganz leicht zu treffen, da hinter vielen Informationsträgern Interessen stehen, die auf den ersten Blick nicht unbedingt offenkundig sind. Folgende Tipps helfen bei einer Einschätzung:

- Wer ist der Urheber des Textes? Auch in der Fachliteratur haben sich zahlreiche Experten (▶ Kap. 4.3.2) einen guten Namen gemacht, der als solches bereits ein Hinweis auf entsprechende Qualität sein kann.
- Unter welchen Bedingungen ist der Text entstanden? Diese Frage umfasst z. B. den Verlag (Pflegethemen sind von zahlreichen Fachverlagen erhältlich, die schon aus eigenem Interesse auf die Qualität der publizierten Texte achten) oder die auf dem Titel genannten Institutionen (▶ Kap. 4.3.2) zu denen z. B. Fachverbände, Interessensgruppen, Krankenkassen, Hersteller und Privatpersonen gehören können. Vor allem Autoren von Forschungsberichten sind inzwischen verpflichtet, Angaben über mögliche Interessenskonflikte zu machen, etwa wenn sie sich für die Durchführung ihrer Untersuchung finanzielle Unterstützung der Industrie besorgt haben. Da Wirtschaftsunternehmen stets ökonomische Ziele verfolgen, ist es leicht möglich, dass sie die von ihnen geförderte Forschung in ihrem eigenen Sinn beeinflussen.
- Zitiert der Autor weitere Literatur und weisen diese Nennungen auf vertrauenswürdige Quellen hin?
- Verwendet der Autor aktuelle Zahlen und Informationen? In korrekt verfassten Fachtexten sind alle Zahlen und statistischen Angaben mit der entsprechenden Quelle versehen. Aus der Art dieser Quelle kann man auf die Vertrauenswürdigkeit der Angaben schließen. So entsprechen etwa Zahlen, die vom Statistischen Bundesamt kommen, den offiziellen Zählungen und können deshalb als solide und weitgehend unbeeinflusst von Interessensgruppen gelten.
- Weist das äußere Erscheinungsbild des Textes auf eine sorgfältige Bearbeitung hin? Autoren, die viel Mühe auf das Schreiben ihrer Texte verwenden und zudem einen Auftrag empfinden, wichtige Informationen an ihre Leser weitergeben zu müssen, werden auch darauf achten, dass der Text anschließend so bearbeitet wird, dass er optisch gefällt, übersichtlich angeordnet ist und so wenig Fehler wie möglich enthält. Deshalb ist der Satz, also die Platzierung der Zeilen auf der Seite samt der sonstigen grafischen Gestaltung, ein wichtiges Qualitätsmerkmal.

Für die Beschaffung von Fachliteratur stehen Pflegenden zahlreiche Wege zur Verfügung. Die Auswahl der geeigneten Methode hängt davon ab, wieviel Geld der Leser zu investieren bereit ist und wievel Zeit ihm zur Verfügung steht. Auch die Infrastruktur bestimmt den Zugang zur Literatur. In großen Städten, namentlich Hauptstädten der Länder oder der Bundeshauptstadt Berlin, ist das Angebot deutlich umfangreicher und leichter erreichbar als in der Provinz.

## Bibliotheken

**Definition**

**Bibliothek** (*Bücherei*): Unterschiedlich große Sammlung von Literatur, die dem Nutzer zur Einsicht oder in einem Entleihsystem zur Verfügung steht.

**Bibliotheken** sind in Deutschland in Form eines dichten Netzes verfügbar. Als Träger firmieren überwiegend Kommunen, staatliche Institutionen, Kirchen, Bildungseinrichtungen, Verbände oder private Unternehmen. Meistens ist die Einsicht in die vorhandenen Medien kostenfrei. Für das Leihsystem entrichten Leser ein Entgelt, dessen Höhe individuell festgelegt ist. Voraussetzung für die Ausleihe ist üblicherweise eine Anmeldung, bei der die persönlichen Daten per Absicherung durch ein amtliches Personaldokument anzugeben sind. Dann erhält der Nutzer einen Ausweis, der seiner Identifikation dient und eine elektronische Zuordnung der entliehenen Medien sowie der Einhaltung der Leihfristen ermöglicht.

Bibliotheken besitzen einen sehr unterschiedlichen Umfang und eine sehr unterschiedliche Auswahl von Medien. Es gibt öffentliche Einrichtungen (z. B. Stadtbibliotheken), in denen sich kaum pflegebezogene Literatur finden lässt.

Interessanter für Pflegende sind fachspezifische Bibliotheken, die sich z. B. unter dem Dach von Fachverbänden oder Ausbildungseinrichtungen befinden. Der Zugang zu diesen Literatursammlungen kann allerdings auf Verbandsmitglieder oder anderweitig mit der Institution assoziierte Personen beschränkt sein.

**LESE- UND SURFTIPP**

Deutsches Zentrum für Altersfragen e. V.: www.dza.de (Die Bestände der Bibliothek sind nicht entleihbar, sondern können ausschließlich vor Ort in Berlin eingesehen und kopiert werden. Es handelt sich um die größte Fachbibliothek zum Thema Alter in Deutschland.)

Viele kommunale Büchereien gehören einem Verbund an, in dem es möglich ist, ausgehend von der Stadt X auch in dem Bestand der Stadt Y nach geeigneter Literatur zu suchen (*Fernleihe*). Das Personal in den Bibliotheken verfügt üblicherweise über ausreichende Erfahrung und assistiert den angemeldeten Nutzern bei dieser Recherche bzw. gibt Hinweise zur eigenständigen Suche in den (üblicherweise elektronisch vorliegenden) Bestandskatalogen.

Bibliotheken mit überregionaler Ausrichtung verfügen über besonders umfangreiche Bestände aus allen Wissensgebieten. Für Pflegende können interessant sein:

- Bayerische Staatsbibliothek (www.bsb-muenchen.de). Die in München befindliche Bibliothek hat etwa 10 Millionen Werke versammelt und ist damit eine der wichtigsten Forschungsbibliotheken Europas.

Außerdem besteht eine Verpflichtung, von jedem in Bayern erscheinenden Druckwerk zwei Exemplare an die Bibliothek zu liefern, sodass auch die gesamte aktuelle Pflegeliteratur des Freistaats zu finden ist. Der Bestand umfasst nicht nur Bücher, sondern vor allem auch Zeitschriften.

- Deutsche Nationalbibliothek (www.dnb.de). In dieser Sammlung, die an den Standorten Frankfurt und Leipzig zu finden ist, befinden sich knapp 30 Millionen Medienträger. Alle Publikationen, die in Deutschland erscheinen, sind in zwei Exemplaren an die Bibliothek zu liefern, sofern es sich um physische Datenträger (u. a. Bücher, Zeitschriften, Zeitungen, CDs) handelt. Inzwischen umfasst diese Pflicht auch elektronische Dateien.
- Deutsche Zentralbibliothek für Medizin (www.zbmed.de). Die in Köln ansässige Bibliothek ist auf Fachliteratur aus dem gesamten Komplex des Gesundheitswesens spezialisiert und verfügt über mehr als 1,5 Millionen Datenträger. In dieser Bibliothek können Nutzer sich gegen ein Entgelt Kopien von Texten anfertigen lassen.



**Merke**

Häufig verfügen Berufsfachschulen oder Akademien über Fachbibliotheken. Sie sind zwar meist nicht sehr umfangreich, bieten aber den Vorteil, leicht erreichbar zu sein.

## Bestelldienste

Wenn Pflegende, z. B. aufgrund der Entfernung zu ihrem Wohnort, keine wirtschaftlich sinnvolle Möglichkeit finden, die entsprechenden Bibliotheken persönlich aufzusuchen, können sie auf **Bestelldienste** zurückgreifen. Dafür sollten sie sehr genau wissen, welche Informationen sich hinter den im Internet sichtbaren Titeln verbergen, die in den Katalogen gelistet sind. Die Bestelldienste erstellen gegen individuell festgelegte Gebühren Kopien von Artikeln oder anderen Werken und versenden sie an die Nutzer oder sie versenden die Originaldokumente nach dem Prinzip der Fernleihe. Meist ist es notwendig, sich bei der jeweiligen Bibliothek, zu der dieser Service gehört, als Nutzer anzumelden. Auch dies kann kostenpflichtig sein.

**Merke**

Viele Universitätsbibliotheken haben den Zugang zu den verfügbaren Medien auf Mitarbeiter und Studierende beschränkt.

**LESE- UND SURFTIPP**

Literaturbestelldienst der Universitätsbibliothek Dortmund: www.ub.uni-dortmund.de/literatursuche/fernleihe_zeitschriftenaufsaetze.html
Subito e. V.: www.subito-doc.de (Vereinigt die Bestände vieler Bibliotheken und macht sie für den Zugriff nutzbar.)

4

### Buchhandel

Der **Buchhandel** bietet die gängigste Möglichkeit zum Erwerb von Literatur. Die Vernetzung der Branche stellt sicher, dass auch kleinere Buchhandlungen Zugriff auf alle lieferbaren Titel haben und sie meist innerhalb eines Werktags besorgen können. Die hierzulande bestehende Konstruktion der Buchpreisbindung stellt sicher, dass jedes Druckwerk bei jedem Händler denselben Preis kostet.

Für die Recherche und eine qualifizierte Beratung kann es sehr sinnvoll sein, sich an eine medizinische Fachbuchhandlung zu wenden. Deren Mitarbeiter sind meistens sehr gut über die Neuerscheinungen und den fachlichen Gehalt der Werke informiert. Solche spezialisierten Händler gibt es besonders häufig in Städten mit Universitäten, die über eine pflegerische oder medizinische Fakultät verfügen. Auch wenn man nicht in einer solchen Stadt wohnt, ist es möglich, auf den Service der Fachbuchhandlungen zuzugreifen. In den meisten Fällen haben sie eine Webpräsenz eingerichtet und bedienen auf diese Weise auch ortsfremde Kunden auf dem Wege des Versands. Beispiele sind:

- Medizinische Buchhandlung Lehmanns (www.lehmanns.de)
- Thieme & Frohberg (www.frohberg.de)
- Oscar Rothacker (www.rothacker.de)
- Medizinische Versandbuchhandlung Oskar Vangerow (www.med buch-vangerow.de)

**Merke**

Auch die Verlage selbst haben Internetpräsenzen eingerichtet, über die sie ihre eigenen Werke direkt verkaufen. Wegen der genannten Buchpreisbindung ist dieser Weg allerdings nicht günstiger als der über den Buchhandel.

Zunehmend nutzen Leser auch Internet-Buchhändler, die keine gesonderte Beratung bieten, aber ebenfalls über das gesamte Spektrum der lieferbaren Bücher verfügen. Beispiele sind:

- Amazon (www.amazon.de)
- buecher.de (www.buecher.de)
- buch.de internetstores (www.buch.de und www.thalia.de)

## 4.3.2 Experten

Als **Experten** bezeichnet man Menschen, die zu einem oder mehreren Themen über umfassende und tief reichende Kenntnisse verfügen. Dazu zählen im Bereich der Pflege solche Berufsangehörige, die sich bezüglich bestimmter Fachfragen intensiv fort- oder weitergebildet, sich forschend mit ihnen auseinandergesetzt oder aufgrund der Spezialisierung ihres Arbeitsbereiches ausgeweitete praktische Kenntnisse erworben haben.

Der kürzeste Weg zu diesem Expertenwissen ist zunächst im eigenen Haus zu finden. In vielen Einrichtungen arbeiten spezialisierte Pflegende,

z. B. Schmerz- oder Wundexperten, Hygienefachkräfte, Stomatherapeuten sowie Fachleute aus anderen Berufen. Im Sinne einer kooperativen Berufsausübung ziehen Pflegende bei Problemen, denen sie im Alltag begegnen, solche Personen unter Einhaltung des Dienstwegs hinzu.
Falls Experten nicht direkt auf diese Weise greifbar sind, empfiehlt es sich, den Fokus zu erweitern und im ersten Schritt in der Region nach Menschen mit entsprechendem Fachwissen zu suchen. Sie finden sich z. B. in Krankenhäusern, bei Beratungsstellen oder enderen einschlägigen Institutionen (siehe unten).
In Abhängigkeit von dem Aufwand, mit dem die gestellten Fragen zu beantworten sind, können daraus Kosten entstehen. Es ist sinnvoll, zunächst zu klären, ob z. B. der Arbeitgeber für die Finanzierung einer solchen Expertise aufkommt.
Entsteht der Informationsbedarf aufgrund eines privat motivierten Interesses, sind Pflegende gut beraten, sich vorzugsweise an ehrenamtlich arbeitende Experten bzw. Verbände zu halten, die einen öffentlichen Informationsauftrag haben.



## Institutionen

Im Gesundheitswesen existieren zahlreiche **Institutionen,** deren Mitarbeiter über erhebliches Fachwissen zu ganz unterschiedlichen Themen verfügen. Dazu gehören Ministerien, Stiftungen, Fachverbände, Wohlfahrtsorganisationen und Selbsthilfeeinrichtungen.
Sie sind meist mit einem Informationsauftrag versehen oder haben von sich aus ein großes Interesse an der Aufklärung der Bevölkerung. Sehr häufig bieten sie die zum Teil sehr detaillierten Informationen in Form von Broschüren oder elektronischen Datensätzen kostenlos an.
Pflegende bedenken allerdings, dass diese Veröffentlichungen – je nach der Ausrichtung der dahinter stehenden Institution – einseitig gefärbt sein können bzw. das Problem nicht von allen Seiten objektiv beleuchten. Auch hier gilt eine sorgfältige Abwägung. Grundsätzlich ist davon auszugehen, dass Fachverbände und staatlich unterhaltene Einrichtungen am ehesten objektive Darstellungen eines Sachverhalts liefern. Im folgenden „Lese- und Surftipp-Kasten" ist eine Auswahl von zuverlässigen Informationsquellen zu verschiedenen pflegerelevanten Themen aufgelistet.

**LESE- UND SURFTIPP**

Deutsches Institut für medizinische Dokumentation und Information (DIMDI): www.dimdi.de
Deutsches Institut für angewandte Pflegeforschung (dip): www.dip.de
Institut für Pflegewissenschaften an der Universität Bielefeld: www.uni-bielefeld.de
Institut für Innovationen im Gesundheitswesen und angewandte Pflegeforschung e. V.: www.igab.de
Statistisches Bundesamt: www.destatis.de
Robert Koch-Institut (RKI): www.rki.de
Arbeitsgemeinschaft der Wissenschaftlichen Medizinischen Fachgesellschaften e. V. (AWMF): www.awmf.org

Bundesministerium für Gesundheit: www.bmg.bund.de
Bundesministerium der Justiz und für Verbraucherschutz: www.bmj.de
Bundesamt für Verbraucherschutz und Lebensmittelsicherheit (BLV): www.bvl.bund.de
Bundesinstitut für Arzneimittel und Medizinprodukte: www.bfarm.de
Deutscher Ethikrat: www.deutscher-ethikrat.de

## Fachverbände

Für viele pflegerische Bereiche haben sich **Fachverbände** installiert. Sie treiben die Forschung in ihrem jeweiligen Fachgebiet voran, übernehmen aber auch Aufgaben der Aufklärung. Berufspolitische Verbände sind darüber hinaus mit der Entwicklung des Berufsbildes beschäftigt.
In Fachverbänden (Auswahl siehe Lese- und Surftipp) finden Pflegende Experten, die häufig für Fragen zur Verfügung stehen. Es ist aber auch möglich, die von fast allen Verbänden herausgegebenen Informationen nutzbringend anzuwenden. Bei persönlicher Neigung oder aus Gründen der beruflichen Karriere kann es sinnvoll sein, sich in solchen Verbänden zu engagieren.



**LESE- UND SURFTIPP**

Deutscher Berufsverband für Pflegeberufe (DBfK): www.dbfk.de
Deutscher Berufsverband für Altenpflege (DBVA): www.dbva.de
Deutscher Pflegeverband (DPV): www.dpv-online.de
Deutscher Pflegerat (DPR): www.deutscher-pflegerat.de
Deutsche Dekubitus-Liga (ddl): www.deutsche-dekubitusliga.de
Initiative Chronische Wunden (icw): www.icwunden.de
Deutsche Gesellschaft für Wundheilung und Wundbehandlung: www.dgfw.de
Bobath Initiative für Kranken- und Altenpflege (BIKA®): www.bika.de

## Unternehmen

**Unternehmen,** die als Hersteller von Produkten oder Anbieter von Leistungen im Gesundheitsmarkt tätig sind, publizieren fast immer umfangreiche Informationen über ihr Geschäftsfeld. Je nach ihrer Größe und damit wirtschaftlichen Potenz beschränken sie sich nicht zwingend auf die reine Beschreibung der Anwendung ihrer Produkte (die allein schon sehr hilfreich sein kann), sondern lassen von Experten Ratgeber zu praktisch bzw. theoretisch relevanten Themen verfassen.
Bei der Lektüre – und der anschließenden Nutzung – der so angebotenen Informationen bedenken Pflegende stets, dass sie vermutlich nicht völlig objektiv erstellt sind. Es würde natürlich einem Wirtschaftsunternehmen niemals einfallen, ernstzunehmende Kritik an den eigenen Aktivitäten mit finanziellem Aufwand verbreiten zu lassen.
Trotzdem können (bei wohlverstandenem kritischen Abstand) Informationen, die auf Betreiben der Industrie erstellt worden sind, eine wertvolle Wissensquelle sein.

## 4.3.3 Internet

**Definition**

**Internet:** Rechnergestütztes System des Datentransfers, der den Teilnehmern den weltweiten Zugriff auf Rechnerkapazitäten erlaubt.

Das **Internet** wurde zunächst zum Austausch von Forschern konzipiert und im Zuge der Entwicklung früherer Systeme zu Beginn der 1990er-Jahre für den allgemeinen Zugriff geöffnet.

Inzwischen ist Kommunikation ohne Internet kaum mehr vorstellbar. Ältere Menschen verweigern sich zwar häufig noch der aktiven Beteiligung, sie sind aber in vielen Bereichen ihres Lebens genauso von dieser Technik abhängig wie jüngere Nutzer, die mit den inzwischen selbstverständlich scheinenden Möglichkeiten als *digital natives* aufgewachsen sind.

Auch wenn es vielen nicht bewusst ist: Bankgeschäfte, Versorgung mit Strom, Gas, Wasser, tägliche Einkäufe im Supermarkt oder sogar die Regulierung des Straßenverkehrs sind ohne die Nutzung des Internets nicht vorstellbar.

Im Zusammenhang mit der Beschaffung von Informationen hat das Internet sicher die deutlichsten Veränderungen gebracht. Früher waren Menschen zum Recherchieren auf rein analoge Strategien angewiesen. Sie mussten sich in Bibliotheken begeben und dort war es ausschließlich vom Zufall der bestehenden Auswahl bzw. dem Geschick oder der Belesenheit des Suchenden abhängig, welche Quellen er zutage fördern konnte, um seine jeweilige Arbeit zu befördern.

Das Internet versetzt Menschen in den Stand, innerhalb von Sekunden an nahezu jedem beliebigen Ort einen Überblick über nahezu den gesamten Wissensstand der Menschheit zu gewinnen.

Natürlich ist auch diese Technik nicht ohne Tücken. Pflegende bedienen sich zur Recherche einer Suchmaschine. Inzwischen hat sich für diesen Zweck die Plattform Google (www.google.de) fast lückenlos etabliert. Obwohl es dem unvoreingenommenen Betrachter scheinen mag, als wäre diese Seite ein großes Fenster auf das gesamte Spektrum des Wissens, ist es tatsächlich so, dass hinter diesem scheinbar selbstlosen Angebot des Informationstransfers ein gewaltiges Unternehmen steckt, das sehr viel Geld mit seinen Nutzern verdient – und das vor allem damit, diese Nutzer in bestimmte Richtungen zu lenken.

Einmal durchgeführte Suchen über Google bleiben im Netz gespeichert. Im Laufe der Zeit entwickelt die Suchmaschine ein sehr genaues Profil des jeweiligen Nutzers. Schließlich verläuft keine Suche anonym, sondern lässt sich über die IP-Adresse des Computers exakt personalisieren. Das Ergebnis: Wenn zwei Internet-Besucher von zwei verschiedenen Computern dieselben Suchbegriffe bei Google eingeben, werden sie ganz unterschiedliche Ergebnisse erhalten. Das, was der Bildschirm jeweils anzeigt, basiert nicht wertungsfrei auf den eingetippten Wörtern, sondern ganz wesentlich auf der hinterlegten Historie der bisher durchgeführten Suchläufe. Insofern ist der scheinbar objektive Blick auf sämtliche Inhalte des Internets stark eingeengt.

Ein zusätzliches Problem bei der Gewinnung von Informationen aus dem Internet ergibt sich aus der oft schwierigen Beurteilung der Verlässlichkeit der angebotenen Inhalte. Im Netz sind Täuschungen des Lesers leicht möglich, weil der Urheber (insbesondere von Seiten unklarer oder zweifelhafter Herkunft) seine Identität ohne Aufwand verschleiern kann. Darüber hinaus ist eine institutionalisierte Qualitätskontrolle auf das gesamte Netz bezogen nicht zu realisieren. Die große Freiheit, jederzeit und zu allen Themen Inhalte einstellen zu können, verursacht auf der Seite der Rezipienten die Verpflichtung, besonders sorgfältig zu prüfen, woher die erhaltenen Informationen stammen und ob sie die Realität tatsächlich richtig abbilden.



Unterm Strich bleiben aber die erheblichen Vorteile der Geschwindigkeit sowie des problemlosen Informationsflusses, den Pflegende nutzen können, wenn sie auf nachweislich zuverlässige Quellen setzen. Dies sind vor allem Internetpräsenzen von anerkannten Institutionen oder Experten (siehe Lese- und Surftipp).

**LESE- UND SURFTIPP**

Informationssammlung und Diskussionsforum: www.pflegewiki.de
Diskussionsforum: www.krankenschwester.de
Diskussionsforum: www.pflegeboard.de
Diskussionsforum: www.forum.pflegenetz.net
Forum für Anästhesie- und Intensivpflege: http://forum.zwai.net
Private Plattform für Informationen zur Altenpflege (trotz der schweizerischen Domain-Zuordnung in Deutschland beheimatet): www.careum-explorer.ch
Private Website mit Informationen zum Pflege- und Patientenrecht: www.wernerschell.de
Urban und Vogel Verlag; „Zeitschrift für Heilberufe": www.heilberufe.de
Deutsche Gesellschaft für Pflegewissenschaft e.V.: www.dv-pflegewissenschaft.de

## Datenbanken

**Datenbanken** sind Sammlungen von Informationen, die sich zumeist auf ein Thema konzentrieren. Sie sind auf einer Internetplattform zusammengefasst und nach einem logischen System geordnet, sodass Nutzer sie mit relativ geringem Aufwand finden können.

Für die Pflege gibt es mehrere Datenbanken zur Literaturrecherche oder für das Finden spezifischer Informationen. Dort sind die entsprechenden Informationen z.B. über die Eingabe von Autorennamen, Titel der Arbeit, veröffentlichender Zeitschrift, Erscheinungsdatum und Seitenangabe zu finden.

**LESE- UND SURFTIPP**

Überblick über verschiedene Datenbanken, eingestellt von Mitarbeitern der Albert-Ludwigs-Universität Freiburg: http://portal.uni-freiburg.de/imbi/bibliothek/links/db
Datenbank Lisk (u. a. CareLit®): www.lisk.de
Datenbank für Pflege und andere Gesundheitsberufe und -themen (CINAHL®, englischsprachig): www.cinahl.com

## 4.4 Tipps gegen Schreibhemmungen

Ein Umstand eint Schreibende – egal, ob sie sich nur zu besonderen Gelegenheiten an das Verfassen eines Textes machen, oder ob sie regelmäßig schreiben. Am Anfang sitzen alle vor einem leeren Papier oder Bildschirm. Der erste Satz erhält in diesem Zusammenhang eine emotionale Bedeutung, die ihm eigentlich nicht zukommt. Tatsächlich sind erste Sätze im Fortgang der Arbeit jederzeit veränderbar. Es kommt lediglich darauf an, dass der Schreibende mit seinem Text beginnt. Sobald er sich von seinen Zwängen befreit hat, wird das Schreiben zu einer organischen Tätigkeit, in der jeder Satz den folgenden herausfordert und ihm den Boden bereitet.
Die Erfahrung lehrt, dass **Schreibhemmungen** am besten zu überwinden sind, indem der Autor drauflosschreibt.
Dieser Ratschlag ist einfacher ausgesprochen als befolgt. Am Ende der Entschließung, einen Text zu verfassen, befindet sich jeder Schreibende – unabhängig von seinen zuvor gefassten Vorsätzen – in derselben Situation, nämlich in der Konfrontation mit einem gänzlich leeren Medium, das darauf zu warten scheint, durch Worte gefüllt zu werden.
Diese Leere kann erheblichen Druck erzeugen. Sie gibt prinzipiell nichts vor, weckt also den Schein, alles sei möglich. Die Freiheit zur Schreibentscheidung befreit den Schreibenden jedoch nicht. Sein Gefühl sagt ihm, er müsse sich der umfassenden Freiheit mindestens durch einen besonders gelungenen Text würdig erweisen, der natürlich mit einem furiosen Satz zu beginnen hat.
Zwei Überlegungen sind geeignet, den Stress zu mindern:

- In vielen gedruckten Texten zeigt sich, dass der erste Satz überflüssig ist. Die eigentliche Nachricht beginnt erst mit dem dritten, fünften oder zehnten Satz. Das bedeutet einerseits, dass der Redakteur seine Arbeit nicht sorgfältig erledigt hat. Es bedeutet andererseits, dass der Schreibende sich anfangs nicht in erster Linie in der Auseinandersetzung mit seinem Thema befindet, sondern vielmehr in einem Kampf mit sich selbst. Während des Schreibens bereitet er sich auf sein Thema zu. Diese Phase der Fokussierung sollte der Schreibende den Lesern unbedingt ersparen, indem er die ersten Sätze (seine Brücke in das Thema) im Zuge der Überarbeitungen entfernt.
- Ein Schreibender sollte Lesern einen Text niemals in der ersten Version zumuten. Die Überarbeitungen können sprachliche Dellen, falsche Übergänge, logische Fehler sowie ungeschickt hergestellte Zusammenhänge ausgleichen (▶ Kap. 4.4.7).

Es sind vor allem Texte, die bislang nur in der Vorstellung der Autoren existieren, von denen dieser ungeheure Druck ausgeht. Ist ein Text erst in der Welt – auch wenn er zunächst ausschließlich für den Autor greifbar ist, weil der ihn noch keinem weiteren Leser zugänglich gemacht hat – verschwindet der übermäßige Anspruch von allein. Ab diesem Moment ist es dem Schreibenden möglich, seine Formulierungen zu kontrollieren. Damit beginnt die konstruktive Arbeit, Wörter so genau wie möglich in Übereinstimmung mit der Realität (oder einem davon abweichenden Ziel) zu bringen.
Weil Schreiben nicht nur eine mechanische Tätigkeit ist, sondern die gesamte Persönlichkeit des Schreibenden in Anspruch nimmt, lässt sich durch eine Einstellung der inneren und äußeren Schreibbedingungen (▶ Kap. 4.4.1) eine günstige Basis für die Herstellung brauchbarer Texte bereiten.



## 4.4.1 Arbeitsplatz einrichten

Schreibende brauchen Ruhe. Auch wenn das menschliche Gehirn durchaus in der Lage ist, gleichzeitig verschiedene Reize zu verarbeiten und einzuordnen, steigert ein angemessen eingerichteter **Arbeitsplatz** die Effektivität der Bemühungen.
Der Nobelpreisträger Ernest Hemingway schrieb seine Bücher im Stehen. Er hatte sich zu diesem Zweck ein Stehpult anfertigen lassen. Seine Arbeitstage begann er stets damit, den bisher geschriebenen Text zu lesen. Anschließend setzte er ihn fort. Bei wachsendem Umfang des Textes verbrachte Hemingway mehr Zeit mit Lesen als mit Schreiben. Die Tatsache, dass er während dieser Arbeit an seinem Pult stand, hielt er für förderlich, weil diese Körperhaltung seine Aufmerksamkeit erhöhte.
Die daraus folgende Empfehlung heißt nicht, dass alle Schreibenden stehen müssten, um brauchbare Texte hervorbringen zu können. Es geht darum, eine Sensibilität dafür zu entwickeln, welche Umstände besonders geeignet sind, die individuelle Kreativität zu unterstützen. Dies betrifft nicht nur Textarbeiter, die in die Nähe der Auswahl für den Nobelpreis kommen, sondern alle Menschen, die beabsichtigen, sich schriftlich einem größeren Publikum mitzuteilen. Textarbeit ist an einem Küchentisch genau so möglich wie an einem aus Edelhölzern gearbeiteten Schreibtisch.
Schreibende schaffen sich für die Textarbeit einen Rahmen, der ihnen entspricht. Er soll bequem sein und alle Hilfsmittel bereithalten, die sie benötigen. Dazu gehören neben den Quellen sowie den anderen in Text gefassten Grundlagen auch Wörterbücher und ggf. weitere Nachschlagewerke. Das Internet (▶ Kap. 4.3.3) hat es z. T. überflüssig gemacht, Lexika zu kaufen.
Obwohl inzwischen das Verfassen von Texten nahezu ausnahmslos per Computer erfolgt, kann es sinnvoll sein, an dem Arbeitsplatz ausreichend Papier und Stifte in verschiedenen Farben vorrätig zu halten. Es ist nach wie vor weniger aufwändig, spontane Gedanken handschriftlich zu fixieren, als sie auf einem getrennten Dokument in die Tastatur zu tippen.

## 4.4.2 Arbeitszeit festlegen

Schreiben erfordert Disziplin. Für Schreibende, bei denen die Textarbeit nicht zu den beruflichen Aufgaben gehört, kann daraus ein großes Problem entstehen. In Anstellungsverhältnissen bewegt die vertraglich festgelegte Pflicht, Leistung zu erbringen, den Schreibenden dazu, sich regelmäßig an den Schreibtisch zu setzen und in der vorgegebenen Zeit Ergebnisse zu liefern.

Pflegende, die (aus welchem Grund auch immer) genötigt sind, einen längeren Text zu verfassen, können sich meist nicht auf einen solchen, von der Struktur vorgegebenen Zwang verlassen. Sie müssen aus sich selbst heraus den Antrieb schaffen, bei der Textarbeit voranzukommen, sie in einer angemessenen Zeit und mit gutem Ergebnis abzuschließen.

Angst vor dem ersten Satz (siehe oben), Schwierigkeiten, die gesammelten Informationen sinnvoll zusammenzufassen, oder die Ablenkung durch andere Pflichten des Alltags können der konzentrierten Beschäftigung mit dem Schreiben in die Quere kommen.

Die Motivationshemmungen lassen sich am besten pragmatisch lösen. Nachdem der Arbeitsplatz sinnvoll eingerichtet worden ist (▶ Kap. 4.4.1), geht es in der Vorbereitung für das Schreiben darum, Zeiträume zu definieren, die ausschließlich der ungestörten Arbeit am Text gewidmet sind. Der aus Südtirol stammende Schriftsteller Herbert Rosendorfer hat neben seinem Brotberuf als Richter deutlich über 150 Romane, Drehbücher, Theaterstücke und Essays geschrieben. Er komponierte und malte außerdem auf hohem Niveau. Das Geheimnis seiner Produktivität lag auch in einem rigiden Zeitmanagement. Rosendorfer stand früh auf und verbrachte jeden Morgen mindestens drei Stunden mit konzentrierter Schreibarbeit.

Natürlich müssen Pflegende, die Texte verfassen, nicht mit derselben Konsequenz vorgehen. Es hilft aber, sich bis zur vereinbarten Abgabe des Textes täglich einige Stunden freizuhalten, die ausschließlich dem Schreiben gewidmet sind. In dieser Zeit sollte kein Telefon klingeln, der Internetzugang unterbrochen und die Störung durch Mitbewohner zuverlässig verhindert sein.

Mit der Bestimmung eines Zeitraums, der für das Schreiben reserviert ist, können Schreibende sich entlasten. Indem sie vorher definieren, welche Tageszeiten sie dafür aufwenden wollen, schaffen sie ein psychologisches Gerüst, das sie hindert, ihrer Selbstverpflichtung zu entweichen. Die feste Regel bildet einen Rahmen, der ähnlich zwingend wirkt wie ein unterschriebener Arbeitsvertrag.

Zur Unterstützung empfiehlt es sich, auch das zu erreichende Ergebnis festzulegen. Jeder Schreibende legt ein eigenes Tempo vor, das er selbst am besten beurteilen kann. Deshalb lohnt es sich nicht, ein Mindestmaß geschriebener Textmenge verpflichtend vorzugeben. Stattdessen sollte jeder Schreibende seine Produktivität sorgfältig einschätzen und ein Ziel anpeilen. Wichtig ist, sich nicht zu überfordern. Nach jeder Arbeitsphase sollte jedoch der Text vorangekommen sein. Ausnahmen entstehen, wenn sich während der Arbeit zeigt, dass ein ursprünglich eingeschlagener Gedankenweg in die falsche Richtung geführt hätte und deshalb die Streichung von Textpassagen nötig wurde. Auch in diesem Fall hat der Text anschließend einen anderen Charakter – und dies ist das Ziel der Bemühungen.

## 4.4.3 Thema umreißen



Jeder sinnvoll angelegte Text hat ein **Thema,** auf das er hingearbeitet ist und das er in einer Form darstellt, die dem Leser neue Erkenntnisse vermittelt.

Dieses Ziel verlangt vom Schreibenden Vorbereitungen, von denen die Leser nichts mitbekommen. Der Schreibende muss sich zunächst darüber klar werden, wie sein Thema eigentlich lautet und welche Informationen er zur Verfügung hat, um die späteren Leser zufriedenstellen zu können. Pflegende, die sich z.B. schreibend mit dem Dekubitus beschäftigen wollen, stehen einer immens großen Bibliothek gegenüber, die eben diesem Phänomen gewidmet ist. Hunderte Experten haben in den vergangenen Jahren Tausende Manuskriptseiten zum Dekubitus vorgelegt. Nicht alle haben sinnvolle Informationen zu Papier gebracht. Trotzdem wäre das Thema „Dekubitus" in seinem vollen Umfang für eine Facharbeit oder eine andere Ausarbeitung mit beschränktem Umfang deutlich zu weit gewählt. Es würde die Fähigkeiten des Schreibenden übersteigen, wenn er von sich verlangte, den Dekubitus auch nur halbwegs vollständig darzustellen. Deshalb ist es stets geraten, sich auf spezifischere Themen zu beschränken.

Misserfolge von Texten aus dem Fachbereich der Pflege gründen überwiegend in einer falschen Wahl des Themas. Meist überfordern Autoren sich mit ausufernden Begriffen, die sie in dem vorgegebenen Umfang nicht bewältigen können. Manchmal greifen sie ohne Not zu einem fachfremden Thema (meist aus der Medizin), das sie aufgrund mangelnder Kenntnisse nicht zuverlässig bearbeiten können. Beides wäre nicht nötig, wenn die Autoren sich in einem der ersten Schritte sorgfältig überlegen würden, wie ihre beruflichen Erfahrungen mit dem Inhalt des Textes übereinstimmen.

Dies gilt vor allem für Facharbeiten, die am Ende von Weiterbildungen stehen, z.B. zur Fachpflegekraft für Anästhesie und Intensivmedizin, zum Operationsdienst oder zu Leitungsfunktionen.

Viele der Unterrichtenden, die zur Beurteilung bzw. zur Zulassung des jeweiligen Themas befugt sind, machen sich offensichtlich ebenfalls keine Gedanken über Sinn oder Inhalt der Facharbeiten. An vielen Bildungseinrichtungen kommen Vorschläge zum Zuge, die bereits aufgrund der Wahl ihres Titels deutlich zeigen, dass am Ende allenfalls eine (meist mäßig fundierte) Revision der verfügbaren Literatur zu lesen sein wird. Solche Texte erfüllen nicht die Forderungen einer eigenständigen Arbeit, die vor allem nach einer Weiterbildung das wesentliche Kriterium für das Erreichen der Lernziele sein sollte.

Für Schreibende ergibt sich daraus die Forderung, der Wahl des Themas große Aufmerksamkeit zu widmen. Nicht „Der Dekubitus" sollte als Titel

über einer Arbeit stehen, sondern etwa „Wirkungen der seitlichen Lagerungsformen auf den Heilungsverlauf sakraler Dekubitalulzera“. Je spezifischer das Textziel formuliert ist, desto leichter lassen sich substanzielle Aussagen dazu treffen. Überdies fokussiert ein eng gefasstes Thema die Aufmerksamkeit des Schreibenden. Es hilft ihm, bei der Literaturrecherche bedeutsame Quellen von solchen zu trennen, die nicht relevant sind.
Damit ist ein Grundstein für die intensive Auseinandersetzung mit einem Problem gelegt und ein wesentliches Motiv geschaffen, in die Tiefe der Materie einzudringen. Texte aus dem Fachbereich Pflege fallen häufig durch schwammige Vermittlung der geschilderten Phänomene auf. Sie kranken daran, dass die Autoren zu große Themen auf zu kleinem Raum abbilden wollen. Konkretheit benötigt Platz – und dieser sollte vorhanden sein. Wenn der zur Verfügung stehende Textumfang definiert ist, muss man das Textziel so weit verkleinern, bis es in den Rahmen passt. Andere Strategien gehen fehl.



## 4.4.4 Assoziationen finden

Themen wecken Ideen. Sobald ein Autor das Thema gefunden hat, sollte er seiner Phantasie Raum geben. Dies ist der Zeitpunkt, einen Schmierzettel bereitzulegen und erst einmal alle nahe- und fernliegenden Gedanken aufzuschreiben. Dabei sollte man sich keine Zügel anlegen, weil auch hinter zunächst abseitig wirkenden Stichpunkten wertvolle Aspekte verborgen sein können. Die rein assoziative Sammlung erfolgt in mehreren Schritten, sodass sich unbrauchbare Überlegungen im weiteren Verlauf von allein eliminieren.
Es ist gleichgültig, ob ein Autor für diesen Arbeitsschritt eine grafische Form im Sinne eines **Clusters** verwendet, in dem die Stichworte einander zugeordnet sind. Es ist genauso sinnvoll, wenn er zunächst erst einmal alles – und damit ist tatsächlich alles gemeint – untereinander aufschreibt, was ihm zu dem Thema einfällt.
Die so entstehende Liste kann der Autor (abhängig von der zur Verfügung stehenden Zeit) einige Tage lang immer wieder kritisch lesen und ergänzen. Dabei spielen nach der Phase spontaner Assoziation zunehmend Informationen eine Rolle, die sich aus der Lektüre von Quellen ergeben.
Schreibende achten vor allem darauf, möglichst neue Texte als Grundlagen zu verwenden. Diese Regel erfährt eine Einschränkung, wenn das Thema sich auf fundamentale Erkenntnisse bezieht, die vor langer Zeit publiziert wurden. Wenn die Arbeit z.B. Aspekte des selbstständigen Denkens berührt, kann es sein, dass der Schreibende auf die Philosophie der Aufklärung zurückgreifen muss. Ihr Hauptvertreter Immanuel Kant verstarb im Jahre 1804, seine Sätze sind für immer aktuell.
An einem individuell zu wählenden Zeitpunkt endet die freie Assoziation, und die Textvorbereitung beginnt, formale Züge anzunehmen. Der Autor ordnet seine Ideen und bringt sie in eine sinnvolle Reihenfolge. Die Ideen erhalten eine Rangordnung, die sich auch in der Textstruktur (▶ Kap. 4.4.5) spiegelt.

## 4.4.5 Textstruktur festlegen

Schreibblockaden ergeben sich auch oft aus dem Empfinden des Schreibenden, er hätte zu viele Möglichkeiten, seinen Text zu ordnen. Deshalb ist es sinnvoll, in einer straffen Gliederung zu arbeiten.

Die meisten fachorientierten Texte haben einen vorgegebenen Rahmen. Er orientiert sich überwiegend an der Gliederung, die für Forschungsberichte üblich ist (▶ Kap. 4.1). Abweichungen können aus der geforderten Textlänge entstehen. Die Faustregel heißt: Je geringer der Stundenumfang einer Weiter- oder Fortbildung ist, desto geringer auch die zu schreibende Seitenzahl.



Allerdings stellt die von den Bildungseinrichtungen vorgegebene Struktur lediglich die formale Einteilung zur Verfügung. Sie soll sicherstellen, dass Autoren die allgemeinen Standards einer fachgerechten Ausarbeitung einhalten. In der zweiten (darunter liegenden) Gliederungsebene dieser Vorgabe ist jeweils genau zu überlegen, wie sich die spezifischen Inhalte des Textes sinnvoll anordnen lassen. Angesichts der erheblichen Bandbreite möglicher Themen lässt sich dafür keine Regel aufstellen. Deshalb ist hier ein beispielhaftes Vorgehen skizziert:

Zunächst betrachtet der Autor sein Thema. Dann überlegt er, wie es nachvollziehbar aufzubereiten ist, und anschließend schreibt er im ersten Schritt der Textarbeit auf, welche Aspekte er abarbeiten möchte. Dazu stellt er die verschiedenen Überschriften untereinander. Jede Überschrift nennt die Aussage des unter ihr stehenden Textabschnitts möglichst genau. Es kann sinnvoll sein, mehrere Überschriftenebenen zu verwenden. Sie helfen später nicht nur dem Leser bei der Orientierung, sondern wirken als Handlungsanleitung für den Schreibenden, weil er mit ihrer Hilfe erkennen kann, wie sich Gedankengänge entwickeln müssen, um gute Übergänge zwischen den Textteilen zu sichern.

Im Beispiel des Einflusses von Lagerungen auf Dekubitalulzera ist es sicher sinnvoll, zunächst grundsätzlich zu klären, welche Faktoren einen Dekubitus von anderen Formen chronischer Wunden unterscheiden. Danach wäre die Wirkung von Druckentlastung im Allgemeinen darzulegen und schließlich würde – im Hauptteil des Textes – die Ausarbeitung spezieller Lagerungsformen zu betrachten sein. Am Ende steht dann die kritische Würdigung der hergeleiteten Aussagen – und hier ist auch der Platz, auf das Neue in der Arbeit hinzuweisen. Die an dieser Stelle getroffenen Aussagen eignen sich – sofern sie gelungen sind – ganz hervorragend zur Verwendung im Abstract (▶ Kap. 4.1), der die Konklusion der gesamten Arbeit griffig präsentieren soll.

Je genauer der Autor Vor- und Nachteile der Lagerungen beschreiben kann, desto wertvoller wird der Text für den Leser. Im besten Fall ist der Autor durch eigene Untersuchungen zu Ergebnissen gelangt, die sich in dieser Form in den verfügbaren Quellen nicht finden. Wenn sie nachvollziehbar sind und wissenschaftlichen Prüfungen standhalten, ist dem Schreibenden eine gehaltvolle Arbeit gelungen. Dies kommt nur selten

vor, da zumeist erheblicher Forschungsaufwand zu leisten ist, bevor wesentlich neue Ergebnisse zutage treten.
Deshalb sollten Schreibende sich in diesem Punkt nicht überfordern. Allerdings sind gute Texte von eigenständigen Gedanken gekennzeichnet. Eine bloße Zusammenfassung bekannter Informationen rechtfertigt die Existenz eines neuen Textes nur selten. Mit der Revision von Quellen können Schreibende lediglich nachweisen, dass sie in der Lage sind, Literatur zu sichten – eine Fähigkeit, über die auch beliebige Leser durchaus verfügen.
Schreibende sollten also darauf achten, ihrem Text in jedem Fall einen neuen Dreh zu geben. Je nach Themenwahl kann er aus einem einzigen neuen Gedanken bestehen. Dann ist es umso wichtiger, diesen neuen Gedanken mit einer geschickten Textdramaturgie vorzubereiten, damit er den Lesern nicht etwa in der Textfülle entgeht.
Das bedeutet: Bei der Gliederung des Textes achten Schreibende auf eine didaktisch sinnvolle Führung der Leser. Damit sichern sie die nachvollziehbare Präsentation der Informationen. Andererseits berücksichtigen sie auch den Gehalt ihrer Mitteilungen. Je magerer die Ausbeute ihrer eigenen Überlegungen, desto deutlicher muss sie im Mittelpunkt des Textes stehen.



### 4.4.6 Meinungen einholen

Nach dem Abschluss der ersten Phase der Textarbeit sollte das Manuskript ruhen. Es ist sinnvoll, mindestens einen Tag (oder länger, falls der Abgabetermin es ermöglicht) Abstand von dem Text zu gewinnen. Intensive Schreibarbeit lässt oft einen Tunnelblick entstehen, der die objektive Sicht des Urhebers auf den Text verstellt.
Danach liest der Autor sein Manuskript gründlich, entfernt orthografische Fehler, glättet Übergänge und spitzt Formulierungen in wichtigen Phasen weiter zu.
Es ist günstig, den Text anschließend mindestens einem Probeleser vorzulegen. Hierbei kommt es vor allem auf eine sorgfältige Auswahl an. Die ersten Leser (nach dem Autor) sollten sich mit dem Thema auskennen und in der Lage sein, objektive Urteile ohne falsche Rücksicht auf den Schreibenden abzugeben. Es wäre falsch, Personen mit der Überprüfung zu betrauen, die geneigt sind, Fehler durchgehen zu lassen, z. B. aufgrund persönlicher Sympathie zum Schreibenden.
Natürlich schmeichelt Lob für Schreibarbeit. Wichtiger aber ist es, dass der Text am Ende möglichst fehlerfrei und zielgerichtet zur Veröffentlichung gelangt. Alle weiteren Leser werden vor allem diese beiden Kriterien bewerten. Deshalb sollten Schreibende sich für die Revisionsphase der Textarbeit ein dickes Fell zulegen. Je intensiver die Beschäftigung mit dem Thema ausgefallen ist und je schwieriger sich das Schreiben gestaltete, desto weniger wird der Autor geneigt sein, Kritik willkommen zu heißen. Texte, deren Entstehung von Mühen begleitet war, erhalten gewissermaßen die Stellung von Kindern. Niemand lässt seine Kinder gern von anderen Menschen schlagen. Die verständliche Identifikation mit selbst-

gemachten Texten darf den Autor aber nicht dazu verführen, zugunsten verfrühter Anerkennung auf den (möglicherweise schmerzhaften) Prozess der Bearbeitung zu verzichten. Hierin liegt für Schreibende nämlich ein großer Vorteil gegenüber anderen kreativen Berufen. Maler oder Schauspieler haben selten die Chance, ihre Arbeit während der Entstehung durch Außenstehende kritisieren zu lassen.

## 4.4.7 Text überarbeiten



Das Urteil der ersten Leser ist selbstverständlich nicht in Stein gemeißelt. Der Autor verfügt über die Freiheit, Kritik abzulehnen, wenn sie nicht angemessen scheint. Hatte er jedoch das Glück, daraus substanzielle neue Aspekte zu erfahren, sollte er seinen Text entsprechend überarbeiten. In vielen Fällen gewinnt er Qualität hinzu.

Aufgrund der zusätzlichen Zeit, die seit dem Ende der ersten Schreibphase vergangen ist, hat er sich zudem noch ein Stück weiter von dem Text entfernt und ist in der Lage, selbst kritischer hinzuschauen. Auch dieses Potenzial sollte der Autor zur Verbesserung nutzen. Der bereits mehrfach zitierte Sprachkritiker Ernst Alexander Rauter bemerkte dazu lakonisch: „Es gibt keine gute erste Fassung.“ Damit wies er auf die überragende Bedeutung der Textbearbeitung hin. Sie versetzt den Autor in den Stand, seine Begeisterung für die eigenen Gedanken zu hinterfragen, anstatt sich von ihr hinreißen zu lassen und damit ggf. an den Bedürfnissen der Leser vorbeizuschreiben.

## Literaturverzeichnis


1. Stanjek, Karl (Hrsg.): Altenpflege konkret Sozialwissenschaften. Elsevier Verlag, München, 2013.
2. Gesellschaft für deutsche Sprache: www.gfds.de/publikationen/der-sprachdienst/die-letzte-seite/subjekt-praedikat-objekt/ (Letzter Zugriff am 4.12.2013)
3. Fleischhauer, Kurt: Aufbringung und Verteilung von Mitteln für das Gesundheitswesen. Verlag Karl Alber, Freiburg i. Br., 2007.
4. Deutsches Universalwörterbuch. Dudenverlag, Mannheim, 2006.
5. Die Bibel. Württembergische Bibelanstalt, Stuttgart, 1962.
6. Schlömer, Gabriele: Evidenz-basierte Pflege – Begründung, Methode und Anwendung. (Dissertation) Hamburg, 2002. http://ediss.sub.uni-hamburg.de/volltexte/2003/1022/pdf/dissertation.pdf (Letzter Zugriff am 4.12.2013)
7. Rauter, Ernst Alexander: Die neue Schule des Schreibens. Von der Gewalt der Wörter. Econ Verlag, Düsseldorf, 1996.
8. Roßbruch, Robert: Die Pflegedokumentation aus haftungsrechtlicher Sicht. www.htw-saarland.de/Members/robert.rossbruch/veroffentlichungen/pflegedokumentation.pdf (Letzter Zugriff am 4.12.2013)
9. Charité (Institut für Geschichte der Medizin): Medizinische Terminologie. Skript für das Praktikum der medizinischen Terminologie. http://medizingeschichte.charite.de/fileadmin/user_upload/microsites/m_cc01/medizingeschichte/kopfbilder/Terminologie-Skript-inkl-Uebungen-Aufl10.pdf (Letzter Zugriff am 4.12.2013)

# Register